専門医が教える

医学博士／睡眠専門医
山口祐司

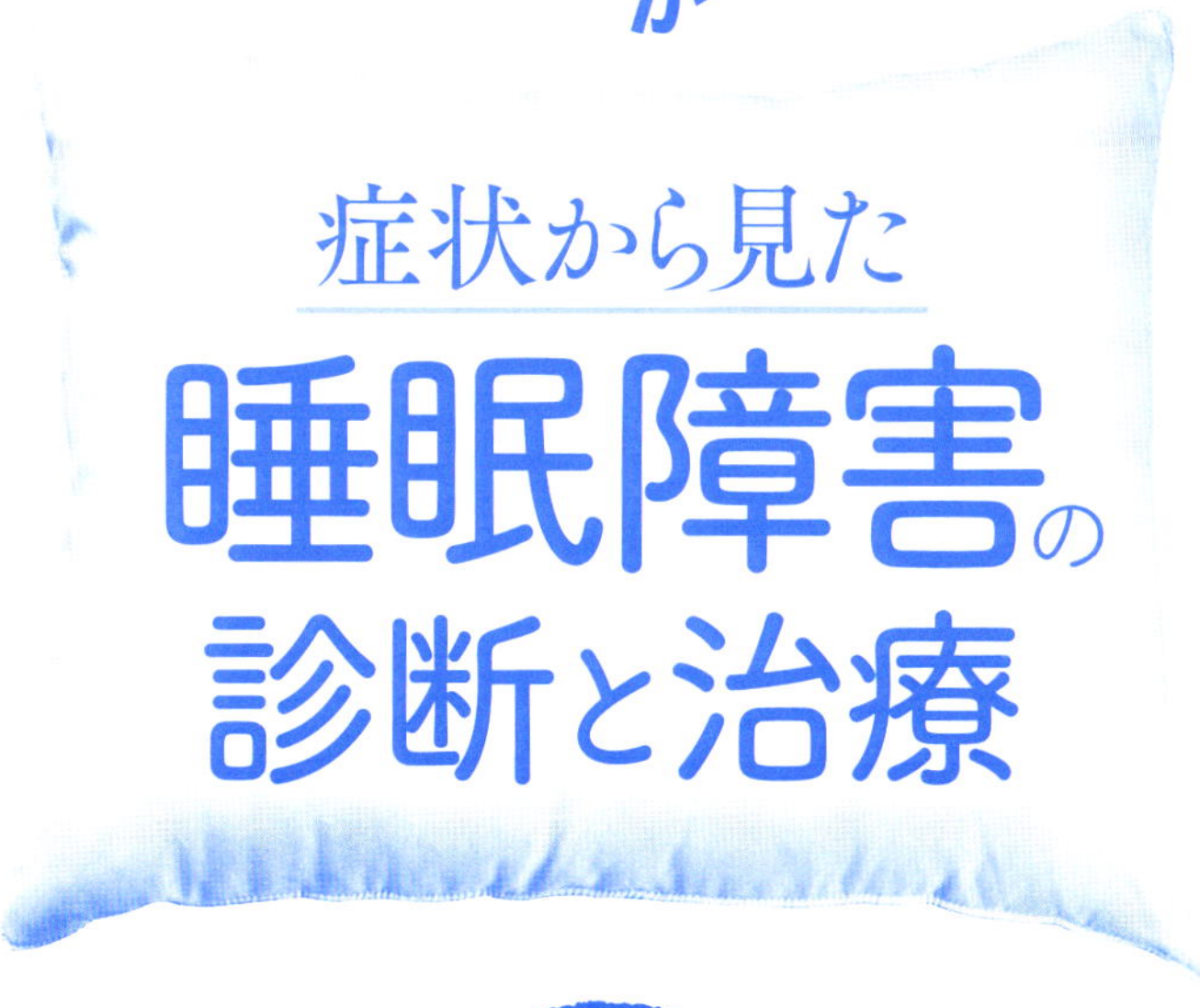

症状から見た

睡眠障害の診断と治療

患者に合わせた
最新の検査から
医療まで

現代書林

はじめに

あなたは毎晩、ぐっすりと眠れていますか？

昼間の眠気や集中力の低下に悩まされていませんか？

かつては、「24時間タタカエマスカ」というCMに象徴されるように、睡眠を削って働くことが優秀なビジネスマンだと考えられた時代もありました。

しかし、いまではそれは大きな誤解であることが明らかになっています。いくつかの実験などから、昼間しっかりと活動するためには、夜間の十分な睡眠が必要であることが科学的にわかっています。

十分な睡眠をとらなければ疲労が解消されず、翌日の作業効率は格段に落ちます。

このように、昼間の生活に支障を来すような睡眠状態を広く「睡眠障害」と言います。

睡眠障害は生活習慣病をはじめ、さまざまな病気などの原因にもなるなど、健康にとってきわめて悪影響を与えることがわかっています。

睡眠障害の代表格は、言うまでもなく「不眠症」です。

現在、日本人の多くが不眠に悩んでいます。これまでのさまざまな調査から、男女とも約5人に1人は不眠の訴えがあると推測されています。

しかし、睡眠障害は不眠症ばかりではありません。近年よく知られるようになり、社会問題にもなっているのが、眠っている時に気道がふさがって呼吸が止まってしまう「睡眠時無呼吸症」です。

そして、それ以外にも、日中に強い眠気を感じて発作的に眠り込んでしまう「ナルコレプシー」や、就寝時に脚などのムズムズ感・ジンジン感を感じて眠れなくなる「むずむず脚症候群」など、さまざまな領域の睡眠障害があり、真夜中に人知れず悩んでいる患者さんがたくさんいます。

私は福岡県福岡市内で睡眠障害の治療を専門とする「睡眠呼吸センター・福岡浦添クリニック」を開業しています。

オープンは2000年1月。当時、睡眠障害の専門的な治療は大学病院や総合病院の一部で取り組まれているに過ぎず、睡眠専門医院としての開業は全国で2番目でした。

私のもともとの専門は血液学でした。特に好酸球（アレルギーや炎症などに関係する白血球の一種）を研究しており、手前味噌になりますが、インターロイキン5というサイトカイン（液性因子）が好酸球の増殖・分化に関係することを世界で初めて報告しました。

その後、さまざまな出会いや恩師との縁から、方向転換して睡眠障害の治療に関わることになったのです。90年代後半のことでした。

当時、日本で睡眠時無呼吸症をはじめとする睡眠障害の治療を最もシステマティックに実践していた先駆的な施設が、沖縄県浦添市にある「医療法人仁愛会・浦添総合病院睡眠呼吸ストレスセンター」（センター長・名嘉村博先生）でした。私はここに1年間勤務して、名嘉村先生から睡眠医療を教えていただきました。

その後、仁愛会が福岡に睡眠センターをつくることになり、私に白羽の矢が立ったわけです。当初は雇われ院長でしたが、浦添総合病院が社会医療法人に移行するタイミングで、私が当院を買い取ることになりました。

睡眠医療に携わるようになって20年になりますが、睡眠学の領域は近年大きく進歩しています。そして、睡眠障害というのは適切な治療を行えば、ほとんどの患者さんが改善します。

治療によって、誰にも言えずに悩んでいた患者さんに笑顔が戻り、感謝してもらえる。そこにやり甲斐を感じます。人から感謝される仕事を与えてくれた神様と名嘉村先生には感謝しかありません。

私たちは人生の3分の1を眠って過ごします。それだけの時間を占める睡眠を質・量ともに充実させることこそが、起きている時間のパフォーマンスを大きく左右し、ひいては健康で幸せな一生を送れるかどうかにつながってきます。

睡眠というのはとても奥が深いものであり、睡眠障害のタイプも人それぞれです。本書を通して、1人でも多くの方が眠りをめぐる悩みから解放されるヒントを得ていただけたら、著者として望外の喜びです。

目次

第1章 睡眠障害とはどういうものか

第2章 睡眠障害の治療では検査が重要

第3章

睡眠障害の治し方〈1〉

不眠症状

第4章 睡眠障害の治し方〈2〉
過眠症状

第5章

第7章 睡眠は人間の活動に大きく影響する

第1章

睡眠障害とはどういうものか

睡眠障害は症状から大きく4つに分けられる

睡眠障害は、「症状」から大きく4つのタイプに分けることができます。①不眠症、②過眠症、③睡眠時随伴症、④概日リズム睡眠障害です。この4つがオーバーラップする場合もあります（次ページ図1－1）。

それぞれのタイプで原因となりうる疾患を図1－2（14ページ）にまとめました。それぞれの病気の特徴や病態などについては後述します。

当クリニックに来院する患者さんの傾向として、開業した20年前には、眠っている間に呼吸が止まる睡眠時無呼吸症の方が9割を占めていました。

最近の特徴としては、昼間の眠気（過眠症）で来られる若い方が増えています。特に多いのが睡眠不足症候群です。学生などで睡眠が足りないために昼間眠気が出るというケースで、睡眠が量的に足りないことが原因です。

一方、日中に突然眠ってしまうナルコレプシーは、年間40～50人（19年間で621人）です。ナルコレプシーは5000～10000人に1人と言われており、決して稀な病気では

図1-1　睡眠障害の4つの症状

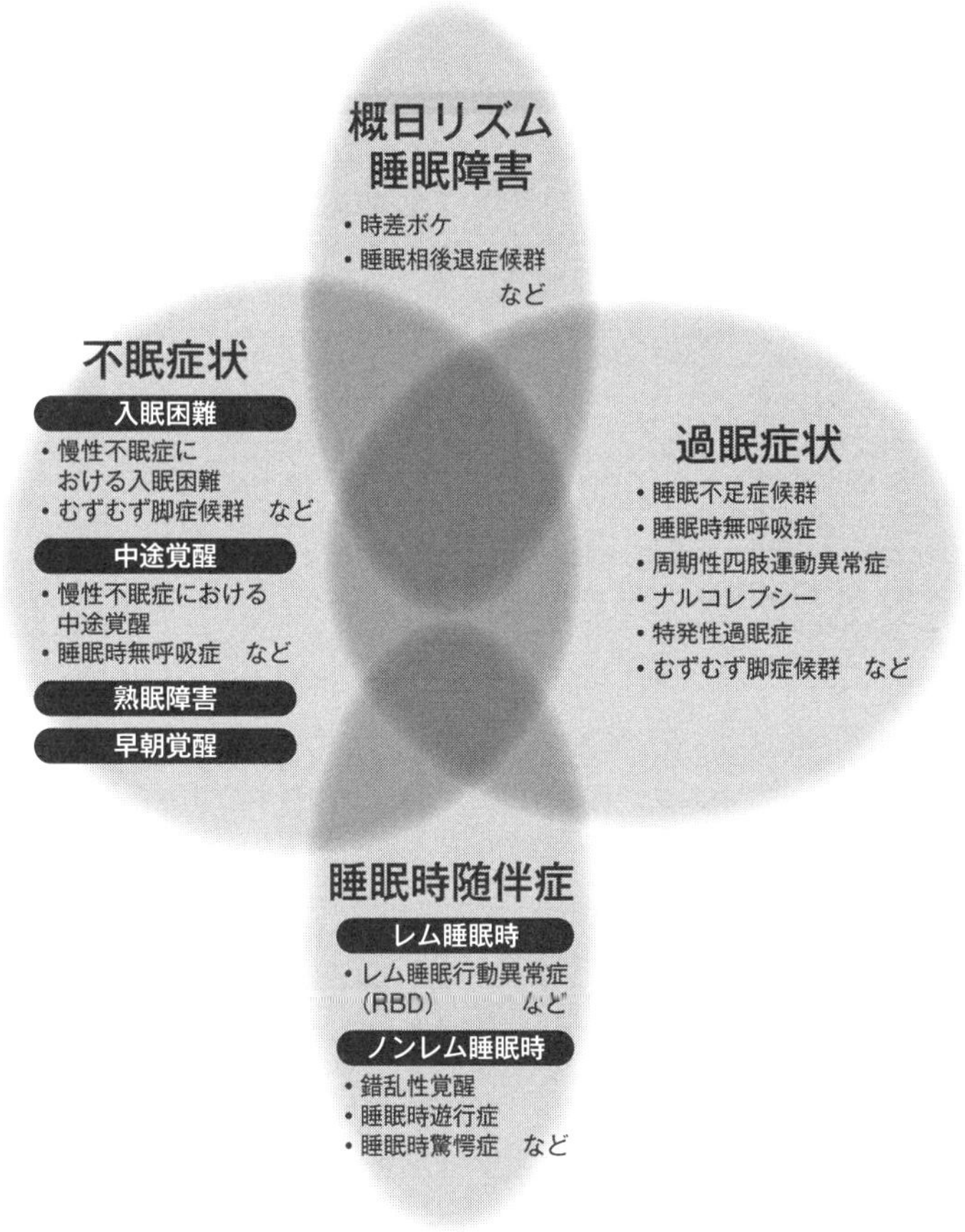
概日リズム睡眠障害
・時差ボケ
・睡眠相後退症候群
など
不眠症状
入眠困難
・慢性不眠症における入眠困難
・むずむず脚症候群　など
中途覚醒
・慢性不眠症における中途覚醒
・睡眠時無呼吸症　など
熟眠障害
早朝覚醒
過眠症状
・睡眠不足症候群
・睡眠時無呼吸症
・周期性四肢運動異常症
・ナルコレプシー
・特発性過眠症
・むずむず脚症候群　など
睡眠時随伴症
レム睡眠時
・レム睡眠行動異常症（RBD）　など
ノンレム睡眠時
・錯乱性覚醒
・睡眠時遊行症
・睡眠時驚愕症　など

図1-2 睡眠障害の症状別病態

1 不眠症状

❶寝つきが悪い（入眠困難）

①慢性不眠症における入眠困難
②むずむず脚症候群
（下肢静止不能症候群、Willis-Ekbom Disease）
③睡眠状態誤認
④頭部爆発音症候群
⑤睡眠関連律動性運動障害
⑥うつ病

❷睡眠中に目が覚める（中途覚醒）

⑦慢性不眠症における中途覚醒
⑧睡眠時無呼吸症
⑨周期性四肢運動症
⑩アルコール摂取による中途覚醒
⑪悪夢障害
⑫睡眠関連摂食障害

2 過眠症状（昼間に眠気を来す病態）

①ナルコレプシー
②特発性過眠症
③睡眠不足症候群
④睡眠時無呼吸症
⑤周期性四肢運動異常症
⑥むずむず脚症候群
（下肢静止不能症候群、Willis-Ekbom Disease）
⑦外傷後過眠症
⑧薬剤性過眠症
⑨反復性（周期性）過眠症
（Kleine-Levin Syndrome）
⑩季節性うつ病

3 睡眠中の異常行動（睡眠時随伴症）

❶ノンレム睡眠中の異常行動

①錯乱性覚醒
②睡眠時遊行症
③睡眠時驚愕症
④睡眠時無呼吸症に伴った異常行動
（偽性レム睡眠行動異常症：Pseudo RBD）
⑤睡眠関連摂食障害
⑥薬剤性の夜間異常行動

❷レム睡眠中の異常行動

⑦レム睡眠行動異常症
（REM Sleep Behavior Disorder：RBD）
⑧反復性孤発性睡眠麻痺
⑨悪夢障害

4 睡眠相の昼夜逆転（概日リズム障害）

①時差ボケ
②社会的時差ボケ
③睡眠相後退症候群
④不規則睡眠・覚醒リズム障害
⑤非 24 時間睡眠・覚醒リズム障害
⑥交代勤務者の睡眠障害

ありません。気づかれずに放置されている方も少なくないはずです。

同じ過眠症でも、ナルコレプシーなど明確な原因が見当たらない特発性過眠症の患者さんも増えており、19年間で443人が来院しました。

過眠症と診断される人が増えている理由として、その病態がよく知られるようになってきたことが挙げられるでしょう。

睡眠障害というと睡眠時無呼吸症ばかりに焦点が当てられがちですが、実際には多くの疾患があるということを知っておいていただきたいと思います。

より良く眠ることはより良く生きること

そもそも、私たち人間にとって睡眠とは何でしょうか？　そして、眠ることにはどんな意味があるのでしょうか？

基本的に、睡眠とは身体と心を守る生き物としての調節機構です。人間は起きている時は高次の脳機能や豊かな感情を発揮しますが、睡眠は他の生物と同じ仕組みでコントロールされています。つまり、眠っている時、私たちはただの哺乳類になります。

鳥類や哺乳類などの恒温動物は、環境に適応して身体をうまく働かせるために大脳を発達させました。そうした高等動物の最たる存在が人間です。

高等動物として発達した大脳は、恒温動物としての限界を超えてエネルギーを大量に消費するようになりました。そのエネルギーを供給し、大脳をうまく働かせるために休息が必要になりました。これがまさに睡眠です。

睡眠とは、身体と脳の活動を低下させ、休ませるためのシステムと言うことができます。そして、このシステムは変温動物のように体内の温度を積極的に下げることで発動します。体温が下がると脳の温度も低下し、身体の代謝が下がって休息状態になります。

しかし、人間にとって睡眠にはさらに重要な役割があります。

人間の脳は千数百億個のニューロン（神経細胞）からできており、ニューロン同士をつなぐシナプス（ニューロン間で情報を伝達する接合装置）は１００兆にも上ると言われています。

脳内では、このようにスーパーコンピュータと同じような通信ネットワークが発達しているため、脳は疲労しやすい状態にあります。

こうして疲労した脳を休息させ、さらにそれだけではなく、翌日に備えて修理・回復させるための機能が睡眠です。脳の重さは体重の2％しかありませんが、総エネルギーの20％近くを消費しています。しかし、睡眠中は代謝を昼間の10％に低下させて、エネルギー消費を温存させています。

つまり、人間にとって睡眠とは、単なる身体と脳の活動停止の時間ということではなく、昼間の活動に重要な影響を及ぼす適応行動であり、生体防御機構だと言うことができるでしょう。

ですから、良い睡眠をとらないと、起きている時に十分に活動することができません。私たちは脳の活動のために、すなわち生きるために眠る必要があるのです。より良く眠ることはより良く生きることにほかなりません。

日本人の睡眠時間は先進諸国で最下位

十分な睡眠をとることは、昼間起きている時の活動のために不可欠です。

ところが、いま日本人のほとんどは慢性的な睡眠不足状態にあります。日本人の睡眠時間は、この半世紀でゆるやかに減ってきているのです。

図1-3 日本人の平均睡眠時間(平日)の推移

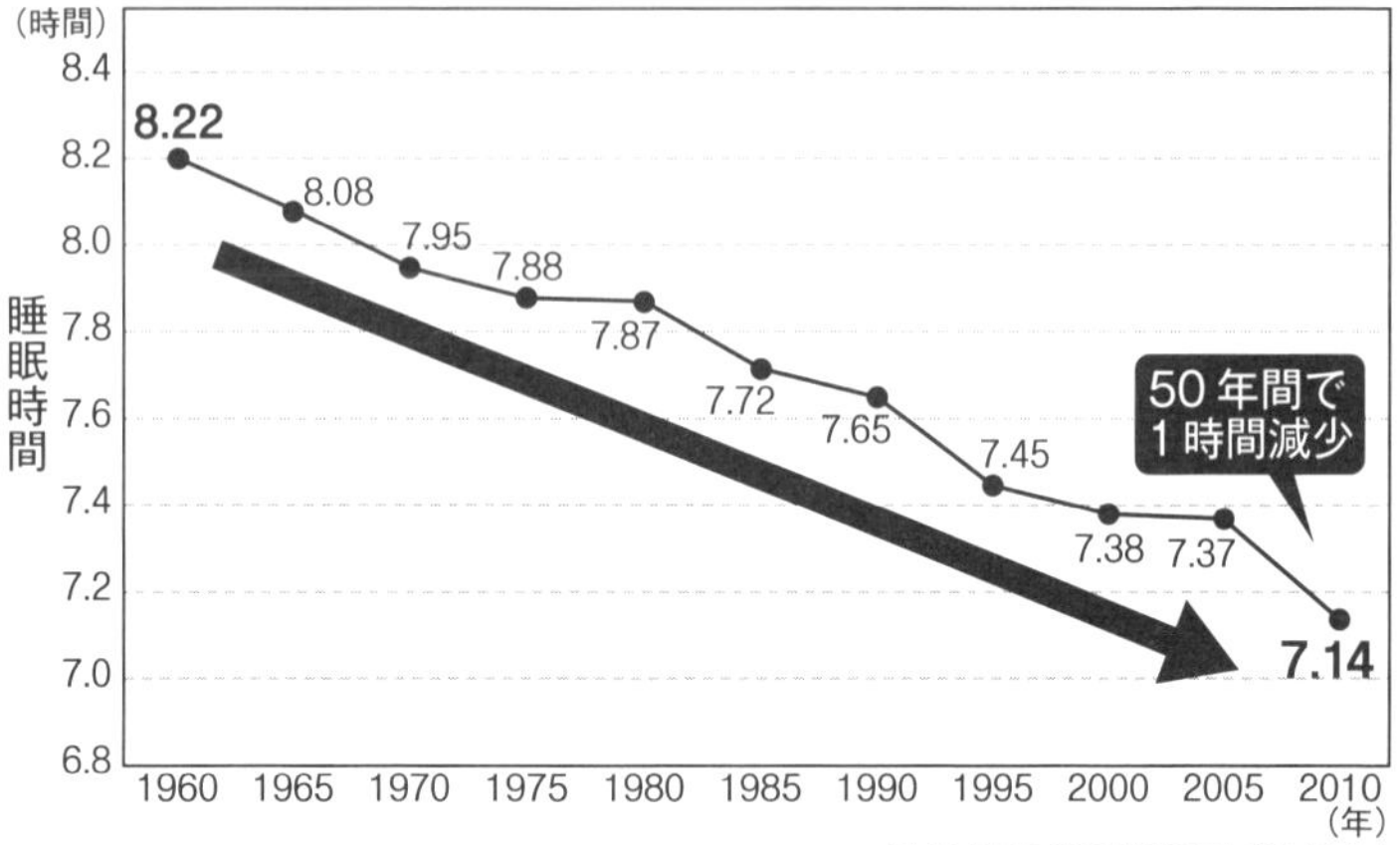

NHK「国民生活時間調査」(2010年)

２０１０年の「ＮＨＫ国民生活時間調査」によると、調査を始めた１９６０年から50年間で１時間ほど減っていることがわかります（図１－３）。

また、広島県福山市での調査で、中学２年生では就床時刻が遅くなると、イライラ感を感じる生徒の割合が増えていたそうです。

次に、日本人の睡眠時間を世界の睡眠事情と比べてみましょう。

ＯＥＣＤ（経済協力開発機構）の２０１６年のデータによると、16～64歳の平均睡眠時間の国際比較で、日本はワースト１位でした（次ページ図１－４）。最も睡眠時間の長い南アフリカに比べると、日本は１時間51分も短いのです。

図1-4　平均睡眠時間の国際比較（16〜64歳）

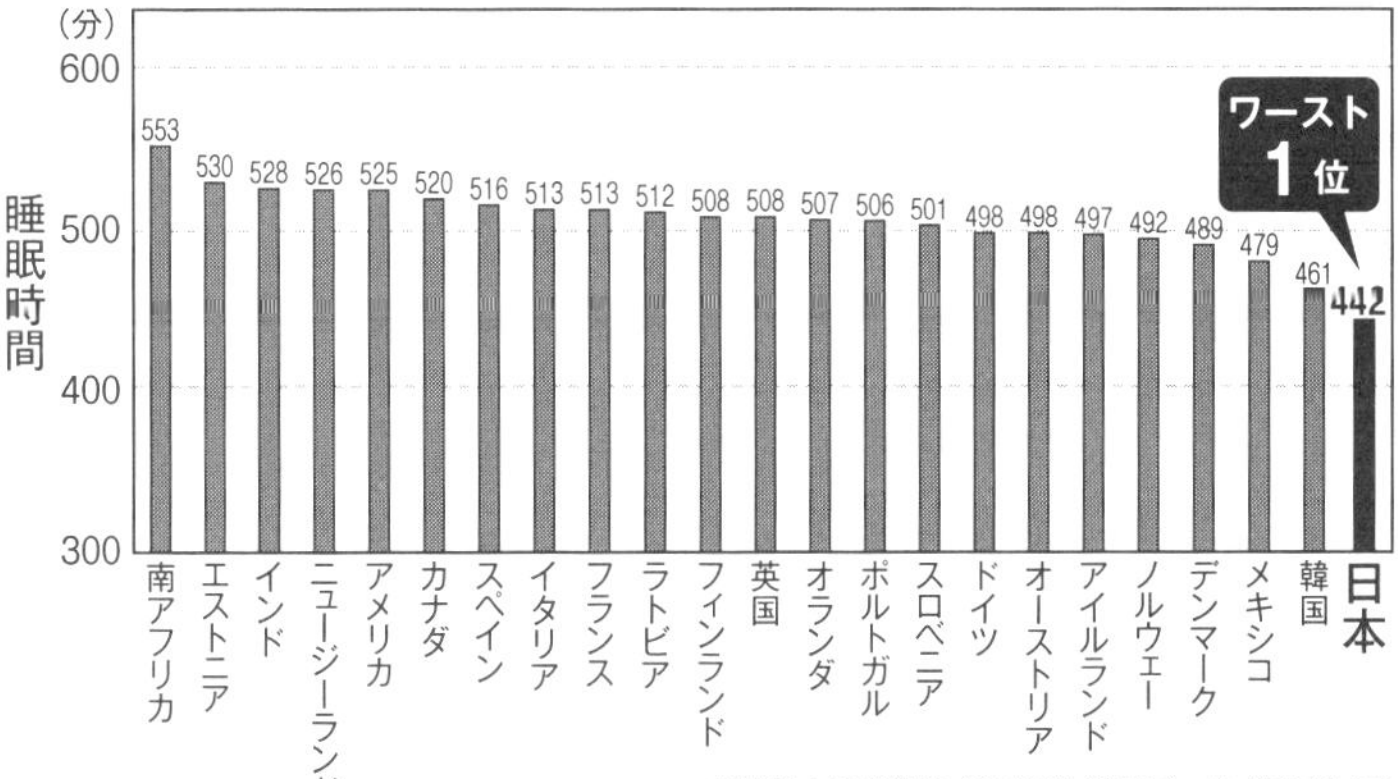

経済協力開発機構（OEDC）統計データ（2016年）

図1-5　年代別の睡眠調査

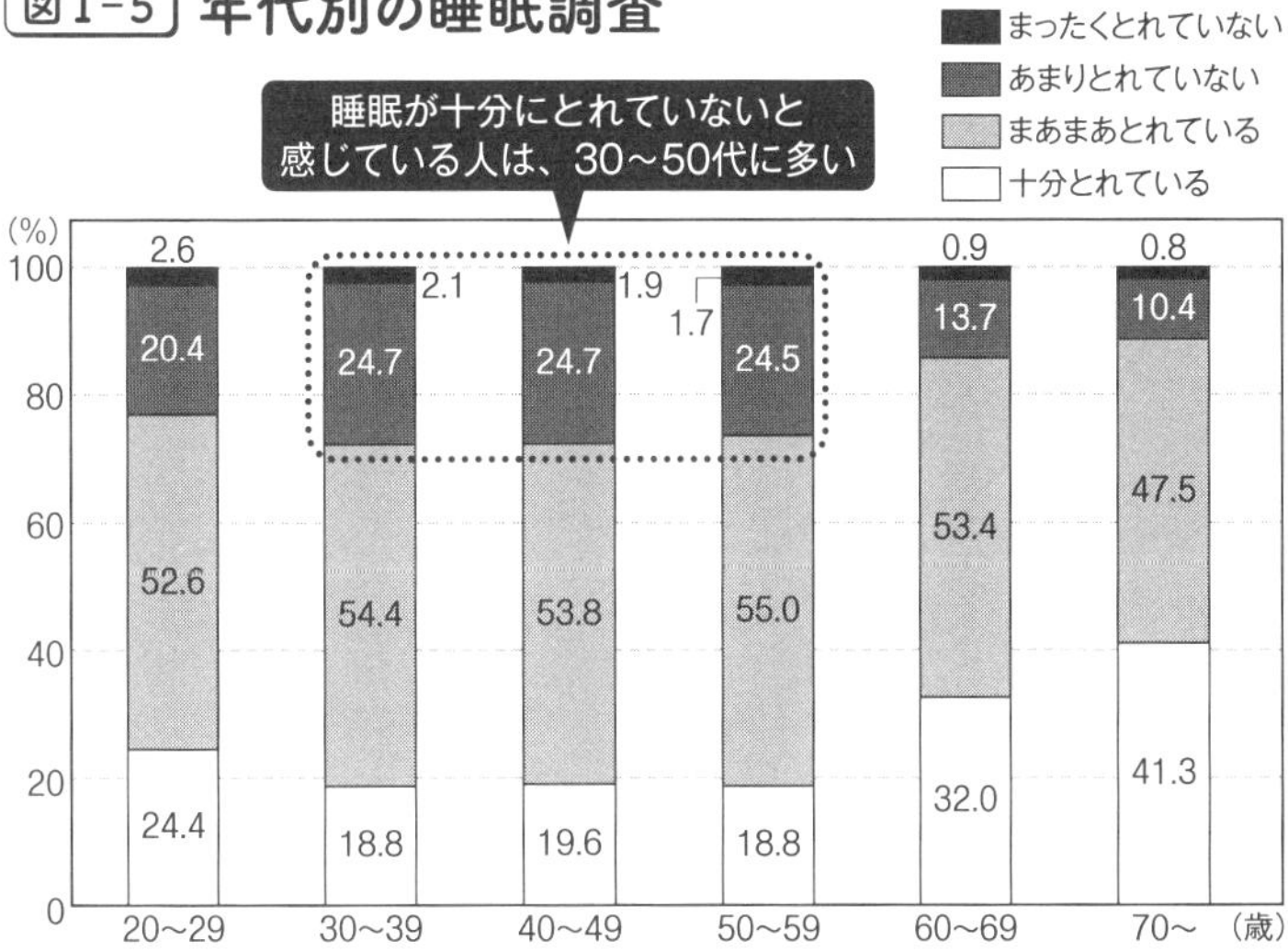

厚生労働省「国民健康・栄養調査」（2016年）

このように、日本は世界的にも「睡眠不足の国」だと言うことができます。厚生労働省の調査によると、特に30～59歳の世代で睡眠時間が短く、満足度も低いことがわかっています（前ページ図1－5）。

このように、日本人が睡眠不足になったことにはさまざまな理由が考えられますが、まず、24時間営業のコンビニエンスストアなどの店やパソコン、スマートフォンの普及などで生活が夜型にシフトし、就寝時間が遅くなってきていることが挙げられるでしょう。長時間労働など働きすぎも原因の一端です。

そして、もうひとつの原因は、日本人の睡眠に対する意識の低さにもあるのではないでしょうか。

海外では多くの国で子どもの頃から睡眠教育が行われています。最近ようやく日本でも一部の小中学校などで睡眠教育の試みが始まっていますが、まだ系統的な教育システムは整っていません。

ノンレム睡眠とレム睡眠の違い

次は睡眠のメカニズムについてお話しします。お聞きになったこともあると思いますが、睡眠にはノンレム睡眠とレム睡眠の2種類があります。

この2つの睡眠は、睡眠中の目の動きによって分類されています。

起きている時の眼球はしっかりと動いていて、眠りにつくと、眼球の動きはだんだんと緩やかになります。しかし、眠りについてから1時間半~2時間ほど経過すると、閉じたまぶたの下で眼球が急速な運動を繰り返します。この眼球の動きをレム（REM＝Rapid Eye Movement）と言い、この急速眼球運動が出現する睡眠をレム睡眠と呼びます。そして、時間が経過すると、また眼球運動は緩やかになります。この状態がノンレム睡眠です。

ノンレム睡眠は目をしっかりと閉じて、すやすやと深い寝息をたててゆったりと眠っている状態です。ひと晩の約80％をこの深い眠りであるノンレム睡眠が占めます。

これに対して、レム睡眠は呼吸が浅く、やや不規則で、目が開き加減になってまぶたがピクピクと動きます。ひと晩の約20％がレム睡眠です。

一般に、ノンレム睡眠は深い睡眠、レム睡眠は夢を見る睡眠として知られています。

人は眠りに入ると、やがてノンレム睡眠の状態になり、その後レム睡眠に移行します。これをひと晩に4~5回繰り返します。ノンレム睡眠とそれに引き続くレム睡眠のパターンを睡眠周期（睡眠構築）と言います。

ノンレム睡眠は睡眠の深さによってさらに3段階に分けられます。これは電車の中での居眠りをイメージするとわかりやすいでしょう（次ページ図1-6）。

ステージN1（まどろみ期）、ステージN2（軽睡眠期）、ステージN3（深睡眠期）へ移るにしたがって、眠りは深くなっていきます。N3の深い睡眠時は脳波上に周波数の遅いデルタ波が増えることから、徐波睡眠とも呼ばれています。

生物にとって、レム睡眠は主に骨格筋など身体を休ませる睡眠であり、ノンレム睡眠は主に脳を休ませると考えられています。また、深いノンレム睡眠（徐波睡眠）中は、子どもの成長や身体の修復に関係する成長ホルモンが最も活発につくられます。

睡眠パターンは、まず浅いノンレム睡眠から深いノンレム睡眠へ移行し、やがて再び浅いノンレム睡眠の段階に移った後にレム睡眠へと変わります。レム睡眠は90~120分サイクルで出現します。この周期を何度か繰り返しながら、徐々にレム睡眠の時間が長くな

図1-6　ノンレム睡眠とレム睡眠

ノンレム睡眠

ステージN1　電車乗車時に駅を乗り越さない程度の睡眠状態

ステージN2　隣の客にもたれかかり、駅を乗り越す程度の睡眠状態

ステージN3　熟睡中で、多少の物音では覚醒しない程度の睡眠状態

レム睡眠（ステージR）

ストーリー性のある夢を見ている

全身の筋肉の緊張が弛緩している

陰茎勃起

図1-7　睡眠のパターン

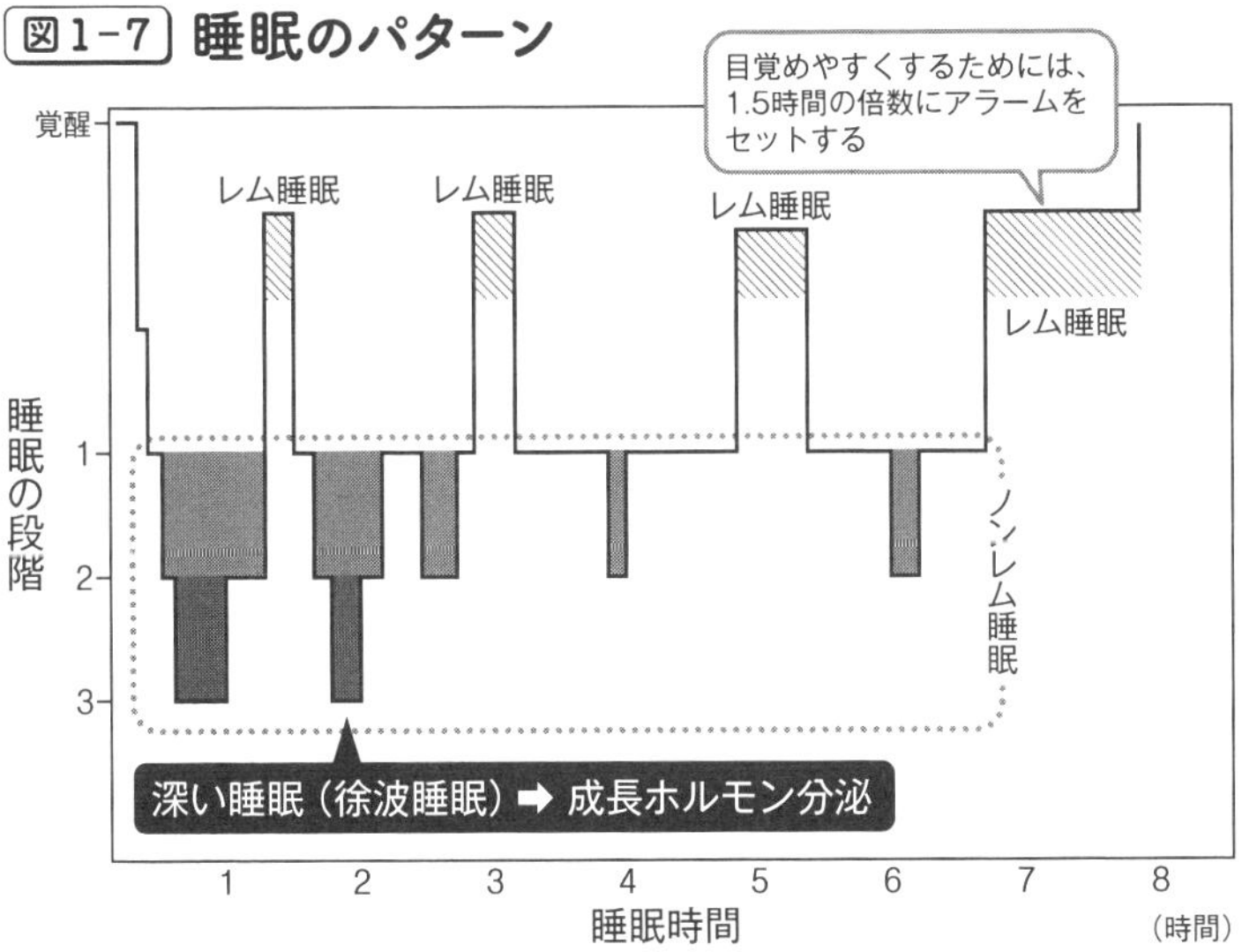

っていって目が覚めます（前ページ図1－7）。レム睡眠の出現は早朝に最も長くなりますが、これは体内時計のリズムに支配されています。

なお、レム睡眠は夢を見る睡眠と述べましたが、近年の多くの研究によって、ノンレム睡眠中にも夢を見ることがわかってきました。ただ、レム睡眠とノンレム睡眠では夢の特徴に違いがあるようです。レム睡眠中の夢は、ノンレム睡眠中の夢よりも長くストーリー性があり、鮮明で活動的であり、感情の動きが大きいと考えられています。

睡眠パターンは年齢によって変化する

睡眠は「量」だけでなく「質」も重要です。ノンレム睡眠とレム睡眠がひと晩の間に交互に現れるというしっかりとした睡眠パターンを「メジャースリープ」（睡眠構築）と呼び、これが睡眠の質にも大きく関わっています。

実は、このメジャースリープは年齢とともに変化します（次ページ図1－8）。20歳代の若い頃には中途覚醒はあまりなく、深い睡眠がとれますが、40歳代になると深い睡眠が少なくなって中途覚醒が出てきます。さらに、80歳代になるとますます深い睡眠はとれな

図1-8 メジャースリープ（睡眠構築）の年齢による変化

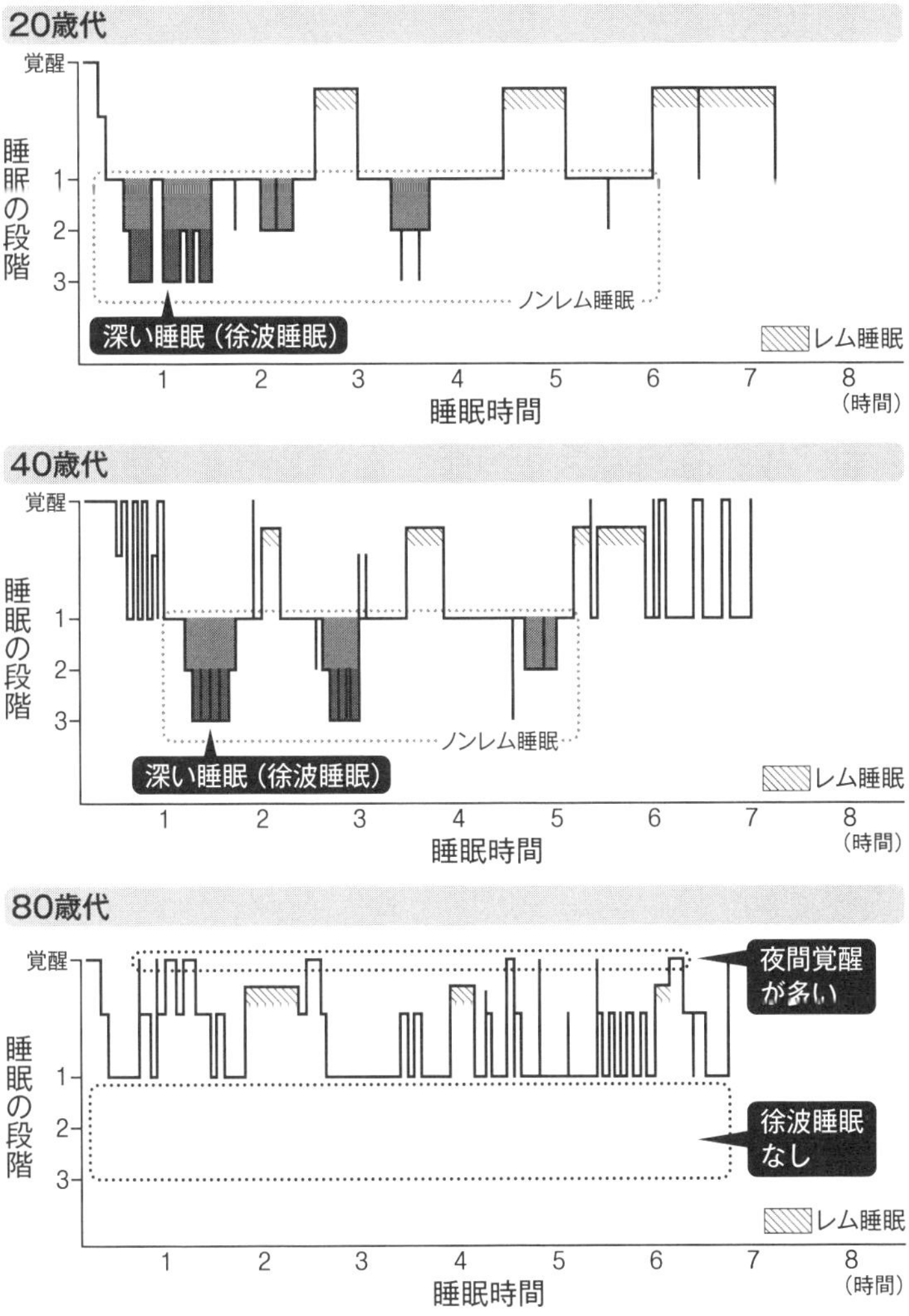

くなり、夜間覚醒が多くなります。

年齢とともに睡眠効率は低下します。したがって、高齢者では就床している時間は長くても、実際に眠っている時間は短いということになります。

その理由は何なのでしょうか?

ひとつは、睡眠ホルモンとも呼ばれるメラトニン(体内時計の調節に関係し、睡眠・覚醒のリズムを調節するホルモンのひとつ)の働きが関係しています。

睡眠には体温の低下が重要です。体内の温度が下がると、生命を支える体内の化学反応が不活発になり、代謝が下がって休息状態(つまり睡眠状態)になります。

この働きをコントロールしているのがメラトニンです。夜になると、脳の松果体からのメラトニンの分泌が徐々に増え、夜中に最大になります。こうして体温を下げます。

このメラトニンの分泌量は年齢とともに低下していくのです。若い人はメラトニンがたくさん分泌されて体温が下がるので安眠できますが、年をとってくるとメラトニンの分泌が低下して深部体温があまり下がらなくなり、熟眠感が得られなくなって眠りが浅くなりがちです。70歳になると、メラトニン分泌量は20歳の頃の半分になります。

また、高齢になって睡眠効率が低下するもうひとつの理由は、若い時に比べて昼間の活動性が少なくなることです。

睡眠の役割は昼間に使った脳の機能を回復することです。脳はコンピュータのようなものです。コンピュータはたくさん使うと熱くなり、機能を回復するためには熱をとって冷やす必要があります。人間で言えば、それが睡眠です。ニューロンを酷使して熱くなっている人は、たくさんの睡眠をとらなければクールダウンすることができません。

しかし、年をとるとそこまで脳を酷使することもなくなるので、あまり寝る必要がなくなります。そして、眠らなくても昼間の生活に支障がなければまったく問題はないのです。

深部体温が下がると眠りやすくなる

睡眠と体温はお互い体内時計を介して影響し合っています。体内時計は睡眠・覚醒リズムだけではなく、体温のリズムもつくり出しています。体温は睡眠・覚醒リズムを調節し、睡眠もまた体温調節に関わっています。

体内時計は脳の「視交叉上核」というところに存在しているのに対し、熱産生・放散機構は脳の「前視床下部」というところにあり、体内時計に合わせて体温を調節しています。

ヒトの身体は、場所によって温度が違います。身体の末端や皮膚の表面は、季節や環境の影響を受けやすく、身体の中心ほど高くて安定しています。この身体の内部の安定した体温を「深部体温」と言います。深部体温は直腸で測定しますが、通常37度前後になっています。

この深部体温も常に変動しており、早朝3～5時頃に最低になって、その後、上昇に転じて昼頃まで高く維持された後、夜になると再び下がります。そして前述したように、深部体温が低くなると、眠りやすくなります。逆に活動中は深部体温が高くなり、眠気は弱くなります。

このように、深部体温が低い時間帯に睡眠は深くなります。また、体温の下がり方が大きいほどスムーズに寝つけますし、睡眠が深いステージに到達するまでの時間が短くなります。

体内時計は加齢によって位相が前に動きやすく、特に体温リズムは高齢者ほど位相が前進します。そのために高齢者は夜に体温が早く下がりはじめるので、若者よりも眠りにつく時間が早くなります。しかし、高齢者は夜間の体温があまり下がらないため、眠りは浅くなってしまいます。

朝日と朝食で体内時計をリセットする

睡眠は私たちの身体に備わっている体内時計と密接な関係があります。

社会的には1日は24時間です。しかし、ヒトの体内時計の1日の周期の平均は24時間11分と言われ、人によっては25時間という場合もあります。ですから、真っ暗闇などの時間の感覚のないところで生活すると、毎日少しずつ睡眠・覚醒の周期がずれていきます。この現象は「フリーラン」と呼ばれます。

身体がこうした特性を持っているにもかかわらず、私たちが外界の1日24時間のリズムに適合できているのはなぜでしょう？　それは体内時計を1日24時間に合わせるために、毎日リセットしているからです。そして、体内時計（時計遺伝子）をリセットしているのは、太陽の光による生体調節機能や朝食なのです。

まず、「光」についてです。

体内時計の調節に関係している物質は、前述した睡眠ホルモンであるメラトニンです。このメラトニンの分泌は、主に光によってコントロールされています。

光を浴びると、眼の奥にあるメラノプシンという光センサー細胞が光を感じて、その情報が脳へ伝えられて体内時計がリセットされるとともに血圧や体温が上がり、私たちの身体は活動状態になります。すると、メラトニンの分泌が止まります。しかし、夜になって光が入らなくなると、メラトニンの分泌が再び増加します。

朝日を浴びないと、こうしたメカニズムが働かなくなって体内時計は毎日少しずつずれていき、適切な時間にメラトニンが分泌されなくなってしまいます。

次に、「朝食」です。

時計遺伝子は脳（中枢）だけではなく、肝臓や腎臓、心臓などの末梢にもあります。それらをリセットするのが朝食です。

英語では朝食をブレックファストと言います。ブレイク（壊す）＋ファスト（絶食）という意味です。フランス語の「朝食」には「小さな断食解除」という意味があります。

朝ごはんでエネルギー（特にアミノ酸と糖質）を摂取すると、末梢の時計遺伝子がリセットされます。

このように、中枢と末梢の時計遺伝子が同調して心身を健全に始動させるためには、朝日を浴びてすぐに朝食をとることが重要なのです。

スマホやタブレットの光が眠りを妨げる

最近、私たちの睡眠を障害する原因のひとつとして問題視されているのが、スマホやタブレットの光（青色光）です。特に、夜にスマホやタブレットなどの光を浴びると、体内時計の働きが乱れてメラトニンの分泌が低下します。これが睡眠・覚醒リズムを乱す原因になります。

このことを証明したアメリカでの研究があります（次ページ図1－9）。

紙の本またはタブレットの本を就寝4時間以内に読み、血中のメラトニン濃度を1時間おきに測定したところ、紙の本を読んだグループに比べて、タブレットの本のグループではメラトニンの分泌の立ち上がりが遅れています。それで眠れなくなるのです。

この実験を5日間続けてメラトニンの日内変化を見ると、タブレット本のグループではメラトニン分泌のピークの時刻が1時間半ほど遅れてしまいました。

このことから、寝る前に青色光を浴びると、本来夜に増えるメラトニン分泌が減少し、眠れなくなることがわかりました。

図1-9 タブレットの光とメラトニン分泌の関係

A 紙の本またはタブレットの本を就寝４時間以内に読み、それと同時に血中メラトニン濃度を１時間おきに測定した結果

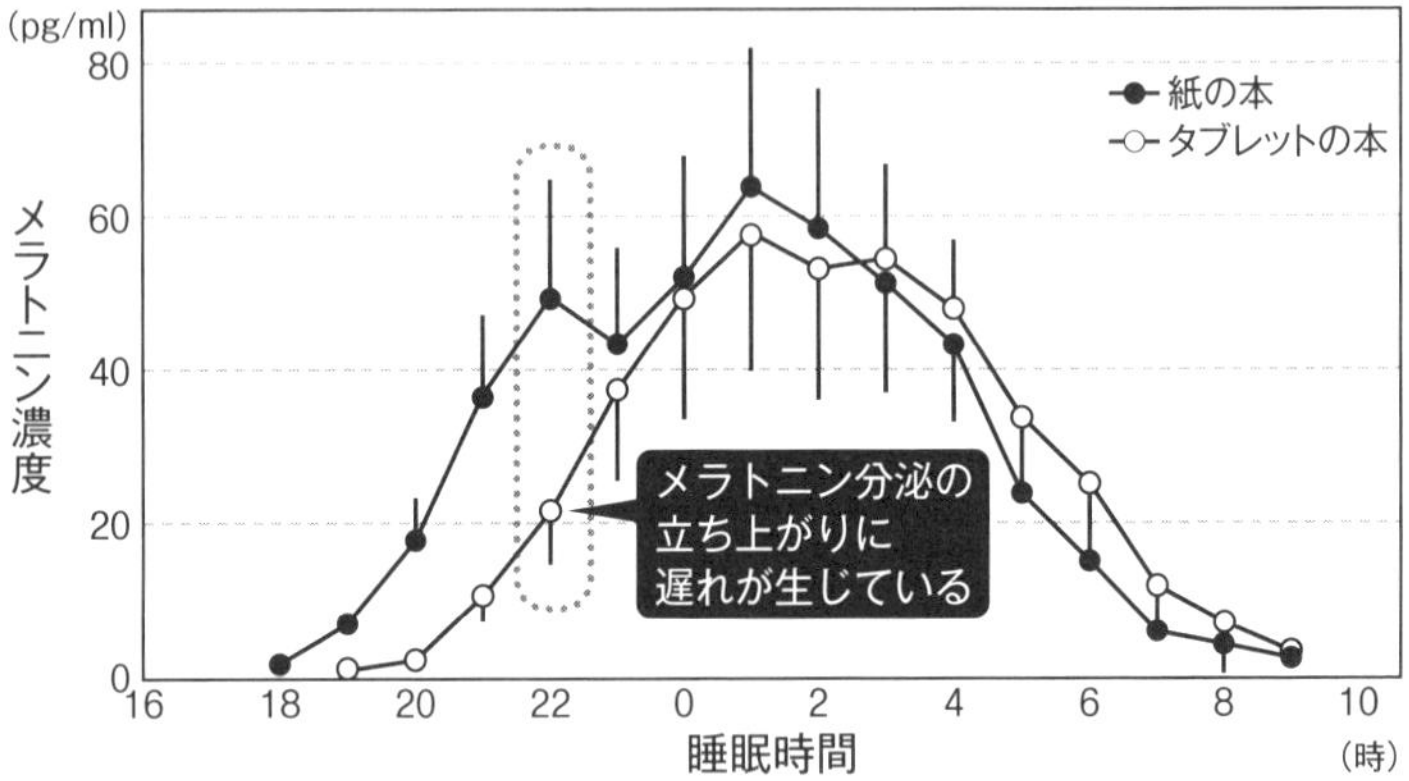

B ５日間Aの読書を続けた翌日に、メラトニンのピーク時刻の変化を検討した結果

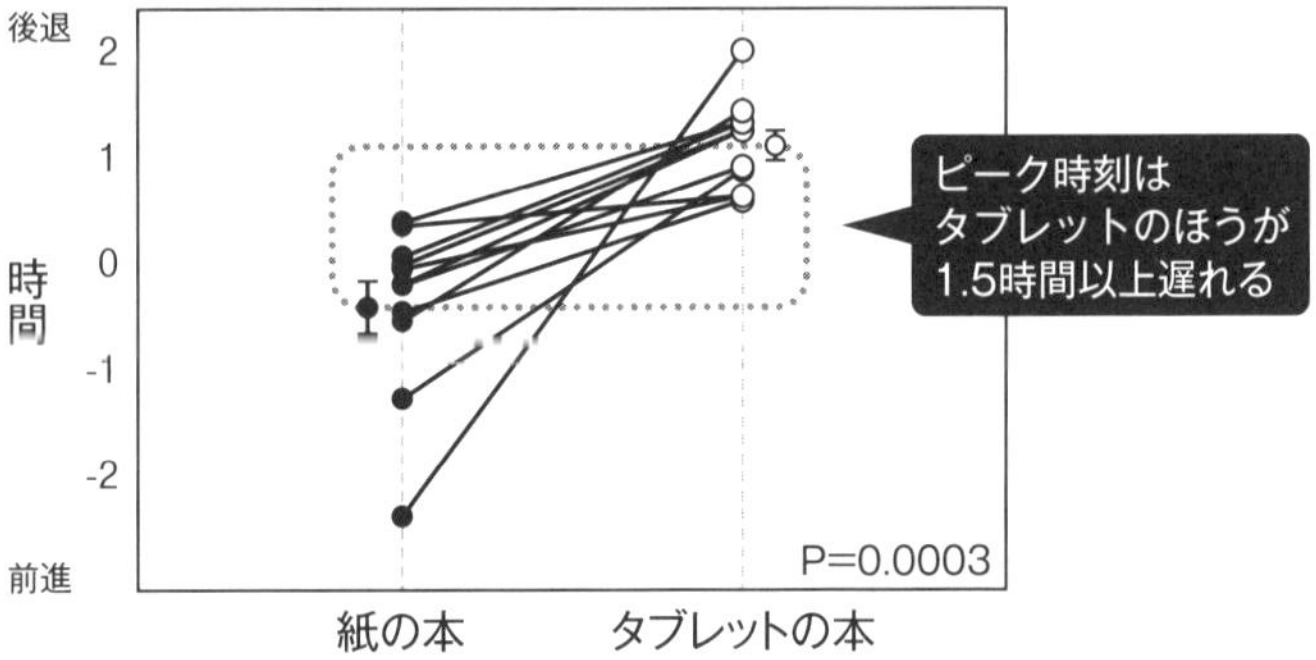

AB の結果から、就寝前に青色光で暴露されると、メラトニンが減少し、入眠時刻が後退する（眠れなくなる）ことがわかる。

Chang AM, et al. Proc Natl Acad Sci USA 2016: 112; 1232（ハーバード大学）

交代勤務者にはがんが多い

これまでの研究報告によると、交代勤務者にはがんが多いことが示されています。輪番の夜勤看護師やフライトアテンダントには乳がんが多く、大腸がんも夜勤看護師では1・3倍くらいに増えます。男性では輪番の交代勤務者で前立腺がんが3倍増えるとの日本の報告があります。また、夜間男性勤務者には悪性リンパ腫の一種である非ホジキンリンパ腫が多いことも示されています（逆に長時間睡眠者は、非ホジキンリンパ腫と白血病などの血液疾患が多いという報告があります）。

これらは、交代勤務者では体内時計がずれてくることが原因だと考えられています。まず、細胞分裂は概日リズムによってコントロールされていますが、交代勤務により体内時計が正常にリセットされないため、細胞分裂の周期が中断されます。また、ここに関わるメラトニンはさまざまな病気の原因になる活性酸素を消して、がん細胞の増殖を抑制する働きもあると言われていますが、交代勤務者は夜間に光を浴びるため、このメラトニンの産生が低下し、がんが発生しやすいのではないかと考えられています。

睡眠不足は免疫・内分泌機能を低下させる

睡眠は、免疫機能や内分泌機能にも深い関係があることがわかっています。

まず、免疫機能との関係についてですが、睡眠不足になると免疫機能が低下します。

睡眠とインフルエンザワクチンの効果に関する次のような研究があります。

4日間4時間しか睡眠をとらず、5日目の朝にインフルエンザワクチンを打ったグループ11名（断眠群）と、ワクチン接種前も接種後も8時間睡眠を維持したグループ14名（コントロール群）を比べました。

すると、断眠群では接種して10日目のウイルスに対する抗体がコントロール群に比べて低かったのです。ただ、3週間後の抗体はどちらも同じ程度にできていました。つまり、睡眠不足になると、ウイルスに対する抗体ができるのが遅くなるということです。

また、睡眠不足の人は免疫機能が落ちていることの証拠として、上気道感染症（風邪）に罹患しやすいことも明らかになっています。

2005〜2012年の全米健康栄養調査のデータを用いて、2万3000人の男女

（平均年齢46歳）について、睡眠時間、睡眠障害の有無に加えて、過去1か月間に風邪その他の感染症にかかったかどうかを調べました。

その結果、睡眠時間が7～8時間の人で風邪にかかった人を1とすると、睡眠5時間未満の人では風邪にかかった人が51％も増えていました。

さらに、睡眠不足になると、がんやウイルス感染などを防御する免疫機能に関係するナチュラルキラー細胞（NK細胞）やナチュラルキラーT細胞（NKT細胞）の働きが低下することも明らかになっています。こうした研究からもわかるように、免疫力を低下させないためには、十分な睡眠をとることが重要なのです。

一方、内分泌機能との関係では、睡眠時には各種のホルモンが分泌され、体内環境の整備に大きな役割を果たしています。

まず、すでに説明しましたが、深い睡眠の時には成長ホルモンが盛んに分泌されます。このホルモンは骨の成長などに関係します。睡眠不足で深い睡眠が得られないと、子どもでは成長障害につながります。ですから、「寝る子は育つ」という言葉は科学的にも正しいわけです。大人でも成長ホルモンは疲労回復や組織の修復に関わっているので、睡眠不足になると身体がだるいなど疲労感を自覚しやすくなります。ただ、興味深いことに、睡眠中の成長ホルモンの分泌量は男性と女性では異なります。男性は睡眠中に1日に出る成長ホルモンの3分の2が分泌されますが、女性では2分の1です。

ですから、女性は寝なくても成長ホルモンが多く分泌されるので、女性のほうが徹夜や睡眠障害に強いということが言えるでしょう。

また、睡眠中にはプロラクチンというホルモンも分泌されます。これは乳腺に作用して乳汁の産生・分泌を調整するホルモンで、妊婦の方が睡眠不足になると、プロラクチンの分泌が低下して、乳汁があまりつくられなくなり、妊娠の維持が困難になってしまいます。

さらに、ストレスなどに関与するコルチゾールというホルモンも睡眠によって分泌されます。コルチゾールには抗ストレス作用、血糖上昇作用、抗炎症作用などがあります。したがって、睡眠不足では傷や病気の治癒が遅くなってしまうとともに、ストレスにも対処できなくなります。うつ症状が現れることもあります。

最近の論文では、睡眠時間が短いと脱水症のリスクが上がることも報告されています。アメリカ人（約1万1000人）の場合、8時間睡眠の群に比べて、6時間睡眠の群では体内水分量が不適切になるリスクが59％増加します。中国人（約8700人）では同様の比較で42％リスクが増えます。

この理由のひとつは、睡眠中にはバソプレッシンという抗利尿ホルモンの分泌が盛んになるからです。バソプレッシンは腎臓の水分を再吸収して尿の量を減らします。このホルモンが分泌されるために、寝ている間はあまりトイレに行かなくてもすむのです。

ところが、睡眠不足になると、バソプレッシンが多く分泌されるタイミングを逃してしまうことになります。すると、水分の再吸収ができなくなって尿として出ていきます。そのため、脱水になってしまうのです。

脱水を防ぐために、夏になると「水分を補給しろ」とよく言います。しかし、それだけではなく、きちんと睡眠をとらないと脱水症状になりやすいということです。

睡眠時間と生活習慣病の関係

睡眠は、生活習慣病にも大いに関係があります。それぞれ説明していきましょう。

◆高血圧

まず、睡眠時間が短くなると高血圧を発症しやすくなることがわかっています。

図1－10 睡眠時間と高血圧発症の関係

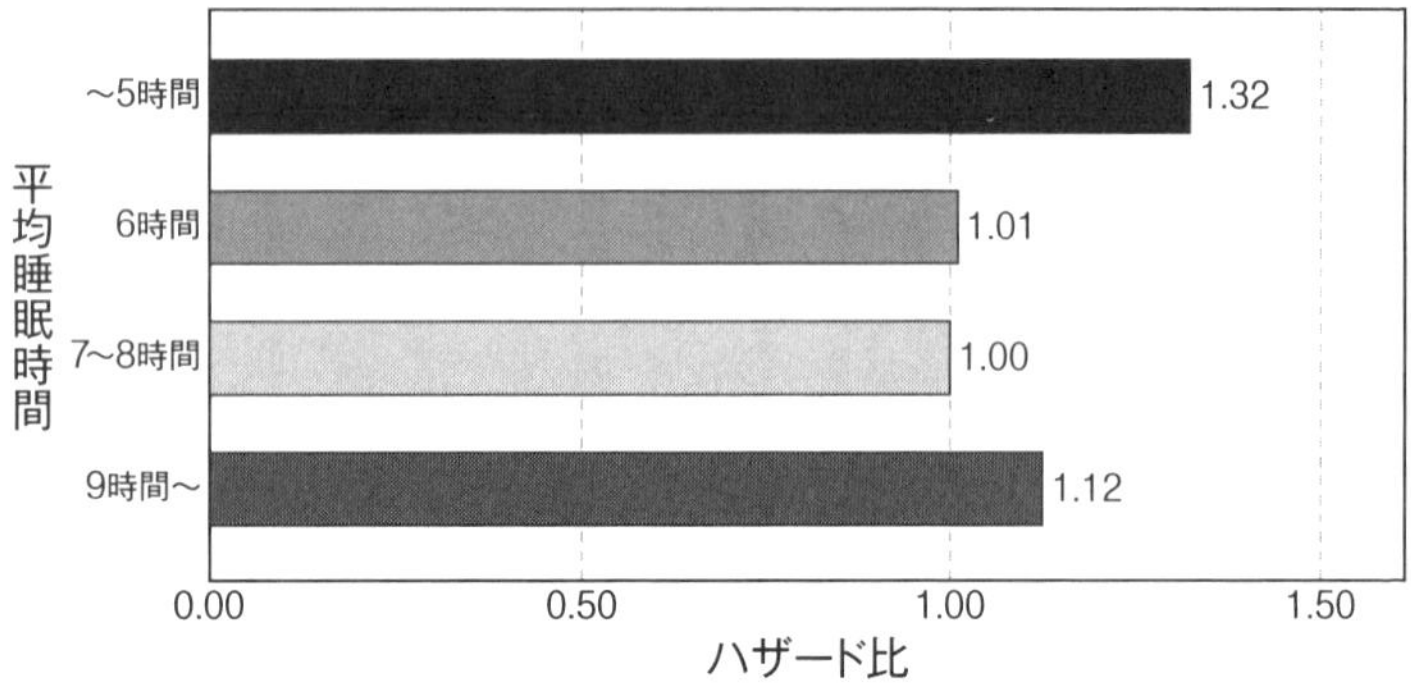

高血圧を発症していない32～86歳の4810名を対象に、
8～10年にわたって追跡調査した結果

Gangwisch JE, et al. Hypertension, 47(5):833-839, 2006. より作図

もともと高血圧ではない32～86歳の4810人を対象に、平均睡眠時間と高血圧発症との関連を8～10年間にわたって追跡調査した研究があります。それによると、睡眠時間7～8時間の人に比べて睡眠時間5時間以下の人では高血圧を32％多く発症しています。興味深いことに、9時間以上寝る人でも高血圧が12％増えています（図1－10）。

一方では、睡眠時間と高血圧の発症には必ずしも関連はないとする研究もあります。高齢者を対象としたオランダの研究では、睡眠時間7～8時間の人に比べて、睡眠5時間未満では、0・9とほとんど差はありません。

また、ロンドンの報告では、睡眠時間7時間の人と5時間未満の人を比べたところ、男性では高血圧の発症に睡眠時間は関連しないものの、女性では睡眠5時間未満の人では高血圧が72％増えたとしています。

◆肥満

睡眠不足になると太ります。ダイエットを気にしている方には聞き捨てならないところでしょう。

睡眠時間と肥満度（BMI）との関係を見た研究があります。それによると、睡眠時間が短くなるほど肥満度が上がることが示されています（次ページ図1－11）。肥満度が最も少ないのは睡眠時間7～8時間のグループで、睡眠6時間では肥満が増えています。その理由は、睡眠不足になると、脂肪細胞から分泌されて食欲を抑制するレプチンというホルモンの分泌が低下するからです。さらにこれとは逆に、食欲を増強するグレリンという胃から分泌されるホルモンが増えるため、必要以上に食べてしまうことにつながります。

睡眠不足が食欲を亢進して肥満になるメカニズムについて、早稲田大学の研究者も次のように示しています。

平均年齢23歳の健康な男性9人を対象に、7時間睡眠と3・5時間睡眠をそれぞれ3日

図1-11 睡眠時間と肥満の関係

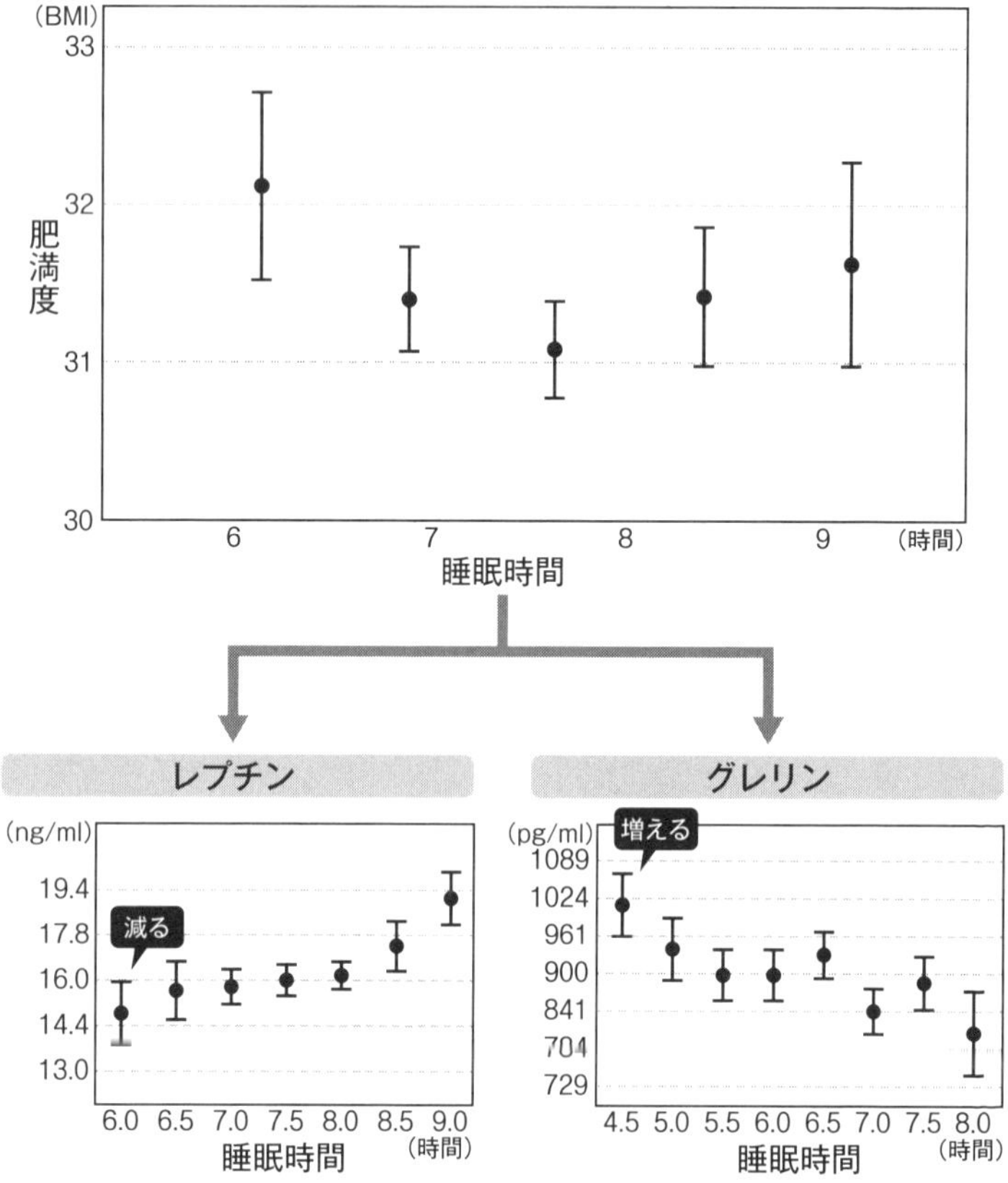

この調査から、睡眠時間が短くなるほど、食欲を抑制する
レプチンというホルモンが減り、逆に食欲を増強するグレリンという
ホルモンが増えることがわかり、肥満度も上がることが確認できる。

Taheri S, et al. 2004; Plos Med 1: e62（スタンフォード大学）

間行い、リカバリー睡眠を行った後、4日目と5日目に血液検査をすると、睡眠時間を制限した場合に、ペプチドYYという食欲を抑制するホルモンの分泌が低下したということです。

また、睡眠不足になると、ジャンクフードが食べたくなることもわかっています。

健康な男女24人（平均年齢23歳）に8・5時間睡眠を4日間、4・5時間睡眠を4日間行わせて食事内容と空腹感を調べました。普段は9時、14時、19時に食事をさせ、4日目は15時と19時半にビュッフェで食事をさせました。朝食はなしで、15時までジャンクフードをいくら食べてもよいことにしました。すると、睡眠時間の短い人のほうがスナックをたくさん食べていました。1日の必要カロリーの90%を食事で満たしていながらも、スナックを食べることが我慢できなかったのです。

このメカニズムも説明されています。睡眠不足になると、生体内でつくられるカンナビノイドという脳内物質が増えます。カンナビノイドは大麻草に含まれる化学物質で、マリファナと同様の働きをします。脳内でカンナビノイドが増えると、脳内麻薬とも言われるドパミンという快楽物質が分泌されます。その結果として、食べたいという欲求が強くなるわけです。

◆糖尿病

睡眠が短くなると、糖尿病（2型糖尿病）の発生も多くなります。ただし、睡眠時間が長すぎても同じように糖尿病になりやすくなるようです。

睡眠時間とヘモグロビンA1c（HbA1c）6・5％以上の人の割合を検討した研究があります。

ヘモグロビンA1cというのは、血糖値とともに糖尿病の診断のために行われる検査（採血した日から1～2か月前の血糖を反映する指標）で、これが6・5％以上になると「糖尿病の疑い」と診断されます。

睡眠時間7～8時間の人では、ヘモグロビンA1c6・5％以上の人の割合が約2％で最も低く、6時間未満では約6％、9時間以上では約12％になります。

睡眠不足が糖尿病を招くメカニズムはいくつかあります。詳細は省きますが、睡眠不足になると、体内のさまざまな生理活性物質の働きの変化により、結果的にインスリン抵抗性を増やし、インスリン感受性は低下し、血液中の糖（グルコース）が増加します。つまり、体内で血糖が増加するとともに、血糖値を下げるホルモンであるインスリンが十分に働かないため、糖尿病になってしまうわけです。

図1-12　睡眠障害と生活習慣病

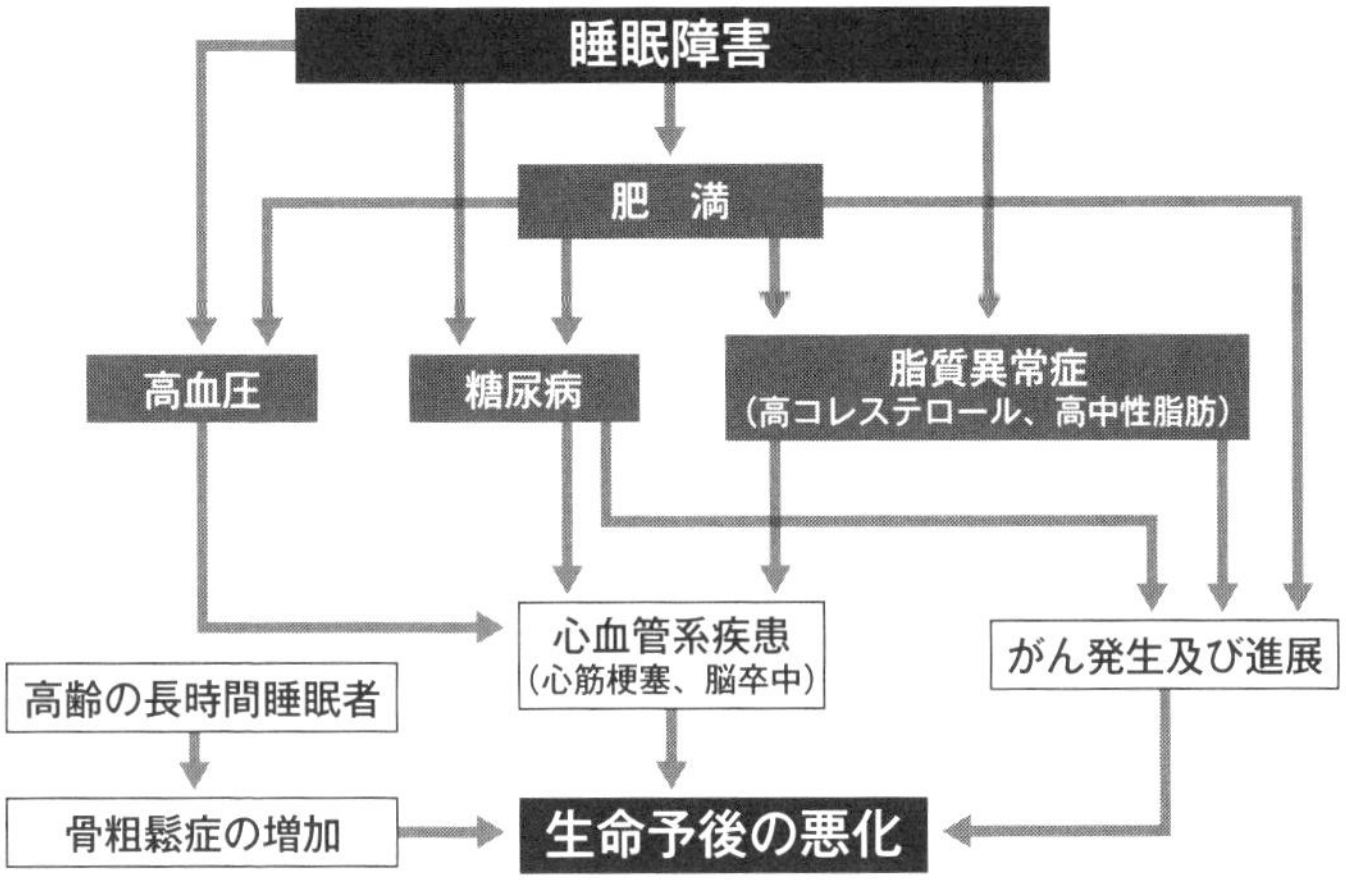

なお、睡眠時無呼吸症があると、糖尿病が合併しやすくなることもわかっています。詳しくは後述しますが、睡眠時無呼吸症の治療である持続陽圧呼吸療法（CPAP）を行うことで糖尿病が改善されます。

近年、メタボリックシンドローム（メタボ）が注目され、肥満と生活習慣病の関係が指摘されています。

さらに、肥満と糖尿病ががんの発生・進展やがん死亡率の増加につながることもわかっています。

その原因として睡眠障害が大きく関わっていることが明らかになり、健康における睡眠の役割がますますクローズアップされてきています（図1－12）。

睡眠は脳の老廃物を排出する時間

睡眠不足は身体の病気だけでなく、精神疾患の発症にも影響を与えます。

まず、前述したように、睡眠不足はうつ病のリスクを高めます。

20歳以上の2万4686人について、睡眠時間とうつ病のリスクの関係を検討した研究があります。それによると、睡眠時間が5時間以下と短すぎる場合も、10時間以上と長すぎる場合も、うつ病のリスクが高くなることが報告されています。

ただし、ここからだけでは睡眠時間が短いからうつ病になるのか、うつ病だから眠れなくなり、睡眠障害が起こるのかは判然とはしません。現象としては関係があるということです。

最近、「睡眠は脳の老廃物を処理する時間として重要」と言われ、「睡眠と脳の老廃物の清掃機能」の関連が注目されています。私たちの身体には細胞に栄養を運んだり、細胞から排出された老廃物を運び出して処理するリンパ管があります。従来、脳にはこうしたリンパ管ネットワークはないと考えられていました。

しかし、つい最近のアメリカ・ロチェスター大学メディカルセンターからの報告で、脳(髄膜)にもリンパ管があることが初めて発見され、このリンパ管ネットワークを通して、脳の有害な老廃物を排出していることが明らかになりました。

脳と脊髄には脳脊髄液という液体が循環していて、それが老廃物を取り除いています。私たちが眠っている時には、脳内でニューロンの働きを助けるグリア細胞の一種・アストロサイトという細胞が隙間をつくって、その隙間が脳脊髄液の排水溝のような役割を果たしています。これがリンパ系のように効率よく脳内老廃物を運び出すことから、グリア細胞とリンパ系を合わせて「グリンパティック・システム」と呼ばれるようになりました。

脳の老廃物として注目されている物質にアミロイドβがあります。認知症、特にアルツハイマー病の発症は、脳のアミロイドβの異常蓄積が原因だと考えられています。アミロイドβは覚醒時に蓄積し、睡眠中に排出されます。アミロイドβもグリンパティック・システムによって排出されていきますが、覚醒中に比べると睡眠中のほうが2倍も排出速度が速いことが報告されています。

実際、睡眠不足は認知症になりやすいという論文も増えており、睡眠時間8〜9時間の人に比べて7時間以下の睡眠の人では89%認知症になりやすいとの報告があります。

睡眠障害とは「昼間の生活に支障を来す睡眠状態」

ここまで睡眠時間とさまざまな病気との関連などについて述べてきました。

ここで浮上してくる疑問は、「結局、何時間眠ればいいのか？」ということでしょう。

2015年にアメリカ睡眠学会とアメリカ睡眠研究協会の15人のパネリストが議論し、「健康成人における推奨される睡眠時間」の統一見解が出されました。

それによると、最低の睡眠時間は「7時間」、適切な睡眠時間は「7〜8時間」ということです。

7〜8時間の睡眠をとっている人が、一般的な疾患リスク、心血管障害リスク、代謝性疾患リスク、精神疾患リスク、免疫機能、遂行能力、疼痛、死亡率などの項目で最も望ましいとされています（次ページ図1－13）。ただし、乳がんだけは睡眠時間には関係がないようです。

自分の睡眠時間が足りているかどうかを知る簡単な方法があります。

図1-13 健康成人における推奨される睡眠時間
（アメリカ睡眠学会及び睡眠研究協会の統一見解）

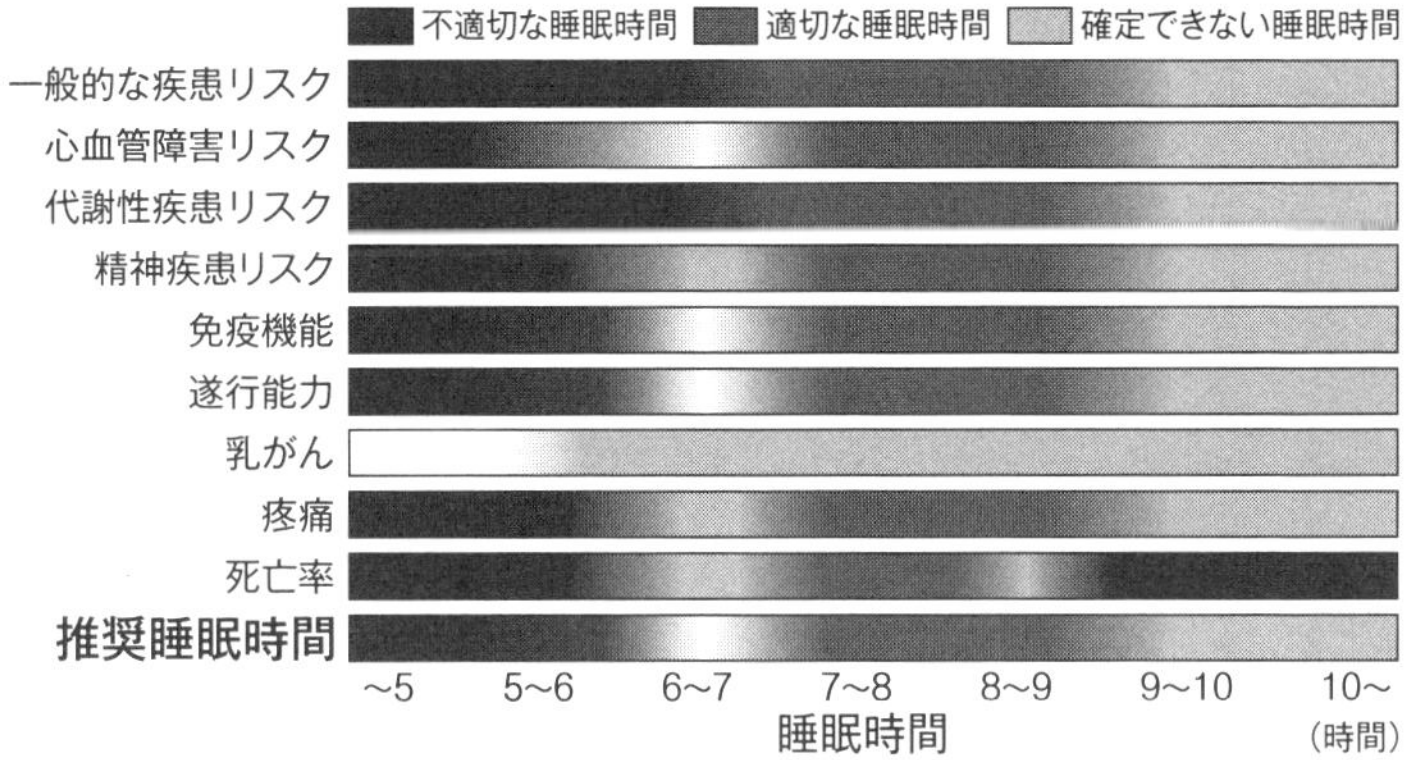

Watson NF, et al. Sleep 2015; 38: 1161-1183

それは平日の睡眠時間と比べて、休日の睡眠時間がどのくらい長いかで判断します。休日に2時間以上長く寝てしまうということであれば、平日の睡眠時間が足りていないということです。

ただし、適切な睡眠時間には個人差もあります。5時間以下の睡眠でも昼間の眠気がなく、アクティブに行動できる短時間睡眠者もいますし、アインシュタインのように毎日9～10時間寝ないとダメという長時間睡眠者もいます。

睡眠が足りているかどうかは、必ずしも時間だけで判断するものではありません。本章で説明してきたように、睡眠にはさまざまな機能や役割があります。その役割を果たせていれば、睡眠時間が短くとも問題はないわけです。

したがって、睡眠障害というのは「昼間の生活に支障を来すような睡眠状態」と言うことができます。極端に言えば、夜眠れなくても、昼間の生活に支障がなければ問題はないのです。

しかし、身体や脳の修復・回復、体内時計のリセットができない状態で次の日を迎えるというのであれば問題です。毎日の睡眠不足が借金のように積み重なり、睡眠負債が債務超過になれば心身に悪影響を及ぼします。こうした人は、できるだけ早く睡眠障害への適切な対応を行うことが必要になります。

第2章

睡眠障害の治療では検査が重要

睡眠専門の検査技師の貴重な存在

ひと口に睡眠障害と言っても、いろいろな疾患がありますし、病態がオーバーラップすることもあります。したがって、その治療にあたっては、患者さんの訴える症状から的確な診断を下すことが第一歩になります。

そこで大切になるのが、睡眠医療特有の「検査」です。特に、当クリニックのような睡眠センターで最も重要な存在は睡眠専門の検査技師です。

当クリニックの陣容は検査技師9人を擁し、検査用の病室を9室用意しています。夜間の検査は2人の検査技師が当たり、ひと晩に7人の睡眠ポリグラフ検査（60ページ参照）を行うことが可能です。

クリニックで睡眠専門の検査技師を置いている施設は、他にあまりないのではないかと思います。

臨床検査技師は、一般には血液・生化学検査や心電図、脳波、病理などの検査ができる国家資格です。その中でも当クリニックにいる睡眠専門の検査技師は、睡眠時無呼吸症などの診断には不可欠な睡眠ポリグラフ検査などの専門検査、心電図、肺機能検査なども行います。

睡眠ポリグラフ検査は脳波をチェックするなどのノウハウが必要です。検査データ自体はコンピュータで解析されますが、実はそれはあまり正確ではありません。そこで、自分の目で脳波を再確認することが重要になります。

たとえば、1段階目の睡眠と2段階目の睡眠やレム睡眠と、足が動いているか、無呼吸がどのくらいあるかといった関連については、データをすべて見直しています。そうしたデータの解析技術があるかどうかが、睡眠専門の検査技師にとって重要になります。

当クリニックの検査技師は全員、日本睡眠学会の認定技師です。アメリカ睡眠学会の認定技師を取得している技師も3人います。

また、当クリニックでは睡眠薬の臨床試験も行っています。臨床試験を行う施設は、解析技術の審査を受けた上で決められます。審査でOKが出ないと治験はできないわけです。その際、検査技師がレポートを出して評価しますから、技師がしっかりしていないと睡眠センターは成り立たないわけです。

睡眠の検査技師はやり甲斐のある仕事だと思います。患者さんとも直接接しますし、睡眠障害の診断から治療にまで携われます。検査技師の仕事でこうした領域は他にはありません。

睡眠障害の診療に必要な検査

睡眠障害を鑑別診断するために必要な検査は、患者さん自身が評価する主観的評価方法と専門の検査機器を用いた客観的評価方法に分かれます。

睡眠障害のスクリーニングとして日常臨床で汎用される主観的評価方法は、睡眠日誌、エップワース眠気尺度、ピッツバーグ睡眠質問票などがあります。

客観的評価方法では、睡眠・覚醒リズムを評価するアクチグラフィ、終夜における睡眠の深さや睡眠中の呼吸状態などを総合的に評価する睡眠ポリグラフ検査、過眠症の診断や治療効果の判定などで行われる反復睡眠潜時検査などがあります。

それでは、各検査について説明していきましょう。

主観的評価方法

1　睡眠日誌　Sleep Logs, Sleep Diary

睡眠日誌は、日常の睡眠習慣や生活リズムを把握することを目的に、長期にわたって患者さん自身が毎日記録するものです。

睡眠日誌によって睡眠状態を経時的に把握することで、睡眠障害の診断に役立つのはもちろんのこと、本人が自分の睡眠状態を記録するので、認知療法としての効果も期待できます。

睡眠日誌には、質問形式に対して答えるものと、自分で眠った時間をプロットするグラフ形式のものがあります。日本で多いのはグラフに書き込むプロット形式です。

睡眠日誌では、就寝時間（Time in Bed：ＴＩＢ）、睡眠潜時（消灯してから眠るまでの時間：Sleep Latency）、入眠後の覚醒時間（Wake After Sleep Onset：WASO）などを評価することができます。

さらに、睡眠効率の評価と同様に、カフェイン摂取、就寝時の活動（読書、ラジオ・テレビの視聴、スマホの操作時間など）、睡眠剤服用時刻なども記録できます。

睡眠日誌は、このように睡眠の量と睡眠の時間帯（睡眠相）を検討するために有用です。

2 昼間の眠気を検討する質問票

◆エップワース眠気尺度 The Epworth Sleepiness Scale：ESS

エップワース眠気尺度は、日常生活の活動のなかで経験する眠気について、読書やテレビを見るといった8項目の具体的な状況設定により、眠気の自己評価を行います。

8つの質問項目の各得点（0～3点）を単純加算し、総合得点（0～24点）を算出し、得点が高いほど昼間の眠気が強いと判定します。11点以上は、昼間の眠気が存在すると考えられます。

◆スタンフォード眠気尺度 The Stanford Sleepiness Scale：ＳＳＳ

この眠気尺度は、眠気を7段階（点数1から点数7）に分類し、現在の眠気がどの程度の眠気であるかを評価する質問票です。したがって、1日のうちでも時間帯によって点数が異なってきます。1点か2点であれば、現在の覚醒状態は良好と言えますが、慢性的に3点以上であれば過眠症の可能性が疑われます。

ただし、この眠気評価は、各個人間の眠気の臨床的評価を比較することはできません。

3 睡眠の質を検討する質問票

◆ピッツバーグ睡眠質問票 The Pittsburgh Sleep Quality Index：ＰＳＱＩ

これは、過去1か月間の睡眠の質を評価する目的でつくられた自記式質問票です。質問は7つの要素（実睡眠時間、睡眠障害、睡眠潜時、眠気のために日常生活における支障、睡眠効率、睡眠剤の使用、全般的な睡眠の質）から構成され、各構成要素の得点（0〜3点）を加算します。得点が高いほど睡眠が障害されていると判定します。総合得点が6点以上は睡眠の質が低下していると評価します。

4 不眠の重症度を検討する質問票

◆アテネ不眠尺度 The Athens Insomnia Scale：A－S

WHOが中心となって作成した不眠の自己評価尺度です。8つの質問に対して4段階（0～3点）の回答があり、それぞれの項目を加算します。6点以上は、不眠の疑いと評価されます。

5 うつ状態を評価する質問票

◆ベック抑うつ質問票 The Beck Depression Inventory：BDI

抑うつの程度を判断する自己評価票です。BDI－Iとその改訂版BDI－IIがあり、21項目をそれぞれ0～3点で評価し、13点以下はうつ状態はほとんどなし、14～19点は軽症うつ状態、20～28点は中等度うつ状態、29～63点は重症うつ状態と評価します。

客観的評価方法

1　アクチグラフィ　Actigraphy

アクチグラフィは、腕時計くらいの小さな体動感知センサーを腕に装着し、患者さんの生活を制限せずに、一定期間の活動量を測定・記録し、そのデータから睡眠習慣や睡眠・覚醒リズムの日差変動などを把握するものです（次ページ図2－1）。これによって、被験者が動いている時間（活動時間）と動いていない時間（安静にしている時間）を客観的に評価します。

正確性を期するためには、睡眠日誌と一緒に検査する必要があります。総睡眠時間が、睡眠日誌による睡眠時間よりアクチグラフィによる睡眠時間データのほうが長ければ、睡眠状態誤認（逆説性不眠症）が考えられます。

図2-1 アクチグラフィの結果

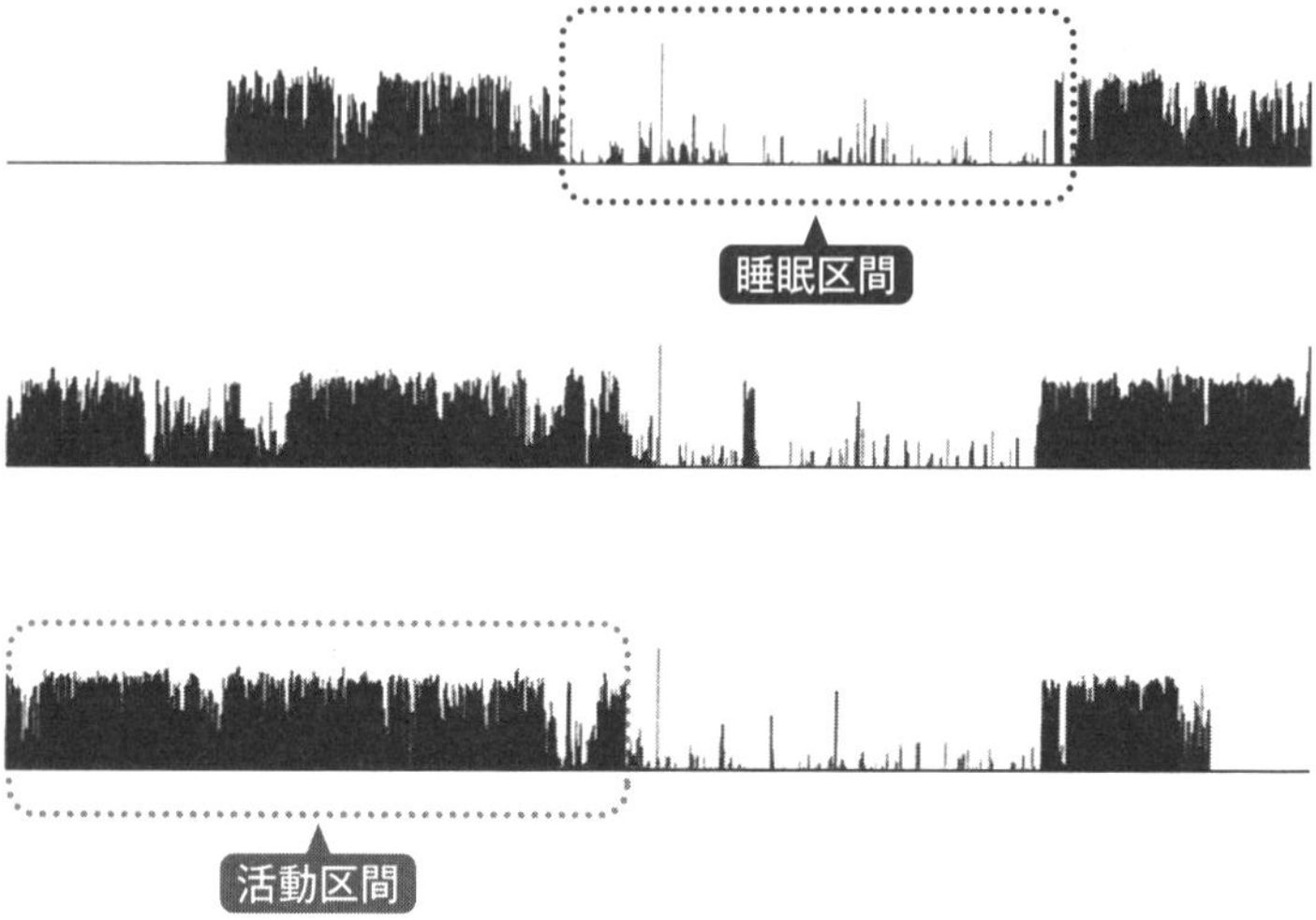

アクチグラフィとは、圧センサーを用いて加速度圧を
計測することにより、活動量を連続して測定する検査方法

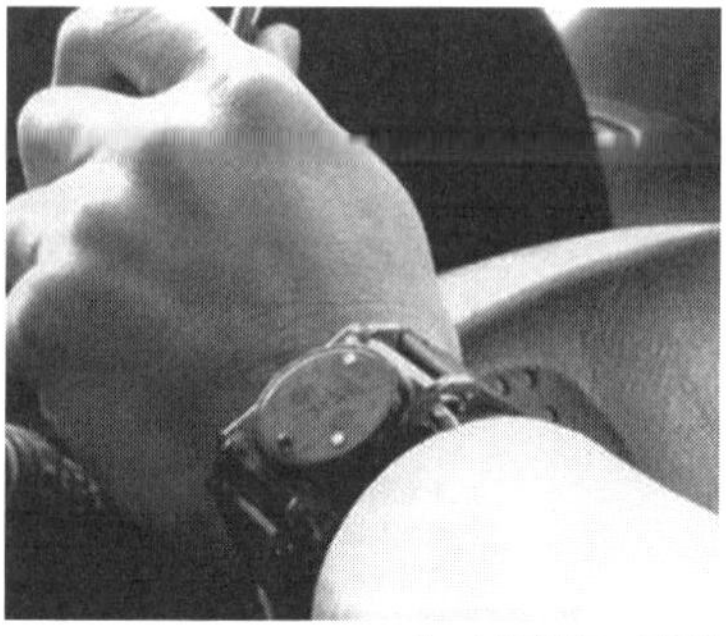

サニタ商事KK,（東京）

このように、アクチグラフィ検査では、睡眠時間（就寝時刻と起床時刻の間の時間）が客観的に示されるので、睡眠相後退症候群などの概日リズム睡眠障害の診断や治療効果の判定に有用です。

2 検査室外睡眠検査装置

Portable monitoring：PM
Out of Center Sleep Testing：OCST
Home Sleep Testing：HST

閉塞型睡眠時無呼吸症（Obstructive Sleep Apnea：OSA）の診断と治療効果判定を目的として、検査室外へ容易に移動できる携帯型の装置を用いて行う睡眠検査です。

この検査法は、測定するセンサーの数と監視者（アテンド）の有無により、タイプ1〜4の4つに分類されています。

タイプ1は、監視下で行われる睡眠ポリグラフ検査（次項で説明）に用いる機器です。

タイプ2は、脳波、心電図、または心拍数、口鼻呼吸気流、呼吸努力、酸素飽和度の最小7チャンネルを監視者なしで測定します。

タイプ3は、換気または口鼻気流、心拍数または心電図、酸素飽和度を含む最少4チャンネルの連続記録が可能な装置です。

タイプ4は、酸素飽和度、呼吸フロー、または胸部の動きのうちの1チャンネルの記録を行います。

現在の検査室外睡眠検査装置はタイプ3が主流ですが、このタイプ3では睡眠脳波が測定できないため、睡眠1時間あたりの無呼吸と低呼吸の合計回数である無呼吸・低呼吸指数（Apnea-Hypopnea Index：AHI）のかわりに、呼吸イベント指数（Respiratory Event Index：REI）を用いています。

呼吸イベント指数というのは、無呼吸と低呼吸のイベントの総数を総検査時間で除して算出します。

3 睡眠ポリグラフ検査 Polysomnography：PSG

このPSG検査は、睡眠関連呼吸障害（Sleep-related Breathing Disorder：SRBD）、ナルコレプシー、睡眠時無呼吸症に対する陽圧呼吸療法（Positive Airway Pressure：PAP）の圧設定、睡眠時随伴症などの診断に必要な標準的検査法です。

また、外科的治療の効果判定や口腔内装置（Oral Appliance：OA）の治療効果判定な

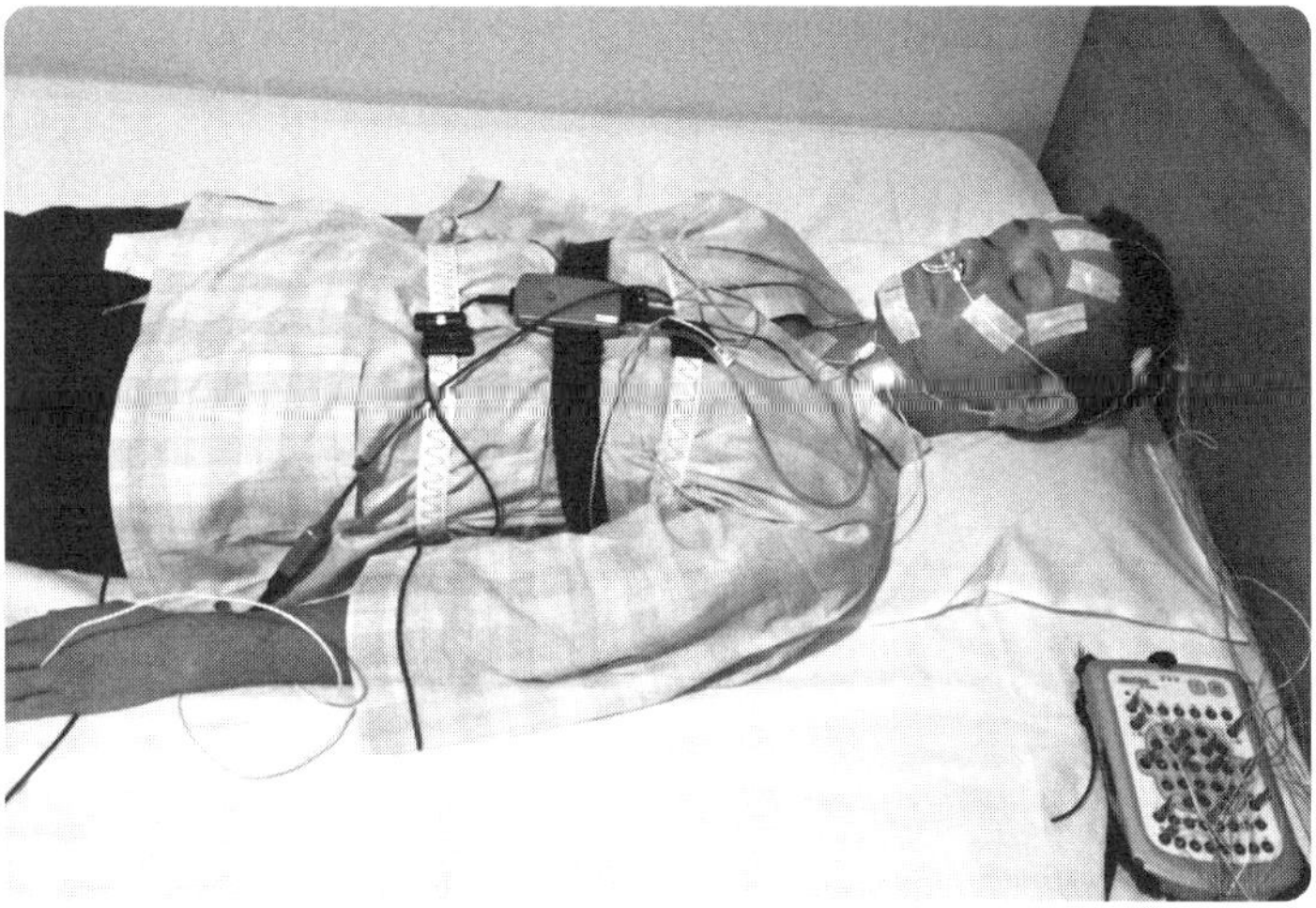

睡眠ポリグラフ検査の実際

どにも必要な検査です。

ＰＳＧ検査では、脳波（前頭部・頭頂部・後頭部）や眼球運動、あごの筋電図、心電図、呼吸、酸素飽和度、いびき、下肢の動きなどの生体活動を、ひと晩にわたって測定・記録し、睡眠の質（深さ）や無呼吸、いびきの有無などを調べます（写真）。検査には入院（1泊2日）が必要です。

ＰＳＧ検査の主な適応は次の3つです。

(1)　診断的ＰＳＧとして、睡眠関連呼吸障害（ＳＲＢＤ）の診断、いびきや閉塞性無呼吸に対する外科手術前の評価、周期性四肢運動異常症（Periodic Limb Movement Disorder：ＰＬＭＤ）の診断。

(2) 繰り返して行うPSGとして、1回目の検査で明らかな閉塞性睡眠時無呼吸症が認められないが強く疑われる症例、体重が10％以上減少した経鼻的持続陽圧呼吸療法（CPAP）治療の患者。

(3) PSG経過観察として、中等症～重症の閉塞性睡眠時無呼吸症で手術した患者、以前に手術したが症状が再び出現した患者、口腔内装置治療中でその効果判定を目的とする閉塞性睡眠時無呼吸症の患者。

4 反復睡眠潜時検査 Multiple Sleep Latency Test：MSLT

反復睡眠潜時検査は、客観的な昼間の眠気の強さを調べる検査で、ナルコレプシーの診断を確定するために使用されます。

消灯してから入眠するまでの所要時間（睡眠潜時）が昼間の眠気の程度を示しています。睡眠潜時が短ければ短いほど眠気が強いと判断します。

測定は2時間間隔で4～5回行って、その平均の睡眠潜時を「Mean Sleep Latency：MSL」として判定します。8分以下は、昼間の眠気が強いことを示しています。

実際の検査方法は、朝食摂取後（午前6～7時）に部屋を暗くして眠ってもらいます。1回目の検査は9時に開始し、2回目は11時、3回目は13時、4回目は15時、5回目は17時に行います（なお、検査の各セッションをNapと呼び、1回目がNap1となります）。

この検査の注意点は次の通りです。

(1) 施行前には患者さんの睡眠状態を検討するため、PSG検査を行わなければなりません。そのため、検査前夜からの入院（1泊2日）が必要になります。

(2) 前夜のPSGの全睡眠時間は、検査の正確性を保つため、最低300分とっておく必要があります。

(3) 各Nap間には2時間の間隔が必要です。

(4) Nap1の検査は前夜のPSG終了1.5～3時間後に行います。

(5) 普段の睡眠覚醒の時間評価をするために睡眠日誌を最低1週間記載しておきます。

(6) 脳を覚醒させる薬剤やレム睡眠を抑制する薬剤は、検査前2週間は服用してはいけません。

(7) 喫煙は各Nap前の少なくとも30分間は禁止です。

(8) カフェイン含有飲料は控えます。

(9) 体に刺激を与える運動は、各Ｎａｐ前15分間は行わないようにします。
(10) 各Ｎａｐで入眠が認められなければ、20分後に中止します。
(11) 検査は入眠後15分間は続けて、レム睡眠が出現するかどうかを確認します。
(12) 各Ｎａｐ間はベッドから出て眠らないようにします。

5 覚醒維持検査 Maintenance of Wakefulness Test：ＭＷＴ

覚醒維持検査は、日中の覚醒維持能力を調べる検査です。この検査には20分間法と40分間法がありますが、睡眠専門医が被験者の覚醒維持能力の客観的データが必要な時には40分間法が推奨されます。

実際の検査方法は次の手順で行われます。

(1) 検査室は外部からの光を遮断し、部屋の光源は被験者の視野から外れるように頭の後に置きます。その光は、角膜レベルで0・1〜0・13ルクスの照度にします。部屋の湿度は被験者が快適に感じる程度に設定。被験者は、背中と頭を背もたれで支えられた状態でベッドに座り、目を開いて眠らないように我慢します。

(2)　検査は被験者の普段の起床時刻の1・5〜3時間後に開始します。
(3)　前夜のPSGや睡眠日誌は必ずしも必要とはしません。
(4)　2時間間隔で計4回（9時、11時、13時、15時）検査を行います。それぞれのNapは20分間または40分間をベッドで過ごし、眠気を我慢します。
(5)　40分間入眠がなければ終了。また、明確な睡眠（30秒からなる1エポックが3回連続して出現、またはノンレム睡眠の睡眠段階1の30秒間の1エポックが出現）が認められた時には終了します。

正常値（40分間法）は、平均睡眠潜時（消灯から入眠までにかかった平均時間）30・4±11・2分です。

6　反復睡眠潜時検査と覚醒維持検査の重要点と限界

ここで、反復睡眠潜時検査（MSLT）と覚醒維持検査（MWT）の重要点と限界についてまとめておきます。

(1)　MSLT判定において、前夜のPSG検査の施行、注意深い薬物服用の履歴聴取、検査前1週間の睡眠日誌の確認が重要です。

(2) 検査前の短時間睡眠が、検査の平均睡眠潜時の値に影響します。

(3) 交代勤務者や睡眠相後退症候群患者においては、MSLTの解釈を慎重にする必要があります。

(4) 8歳以下の患者さんでは、MSLT診断基準は正確ではありません。

(5) 抗うつ剤の服用は、MSLTの評価の際に問題になります。

(6) ナルコレプシーの患者さんは、MSLTで偽陰性（異常があっても陰性に出ること）の可能性があります。MSLT検査の感度（真の陽性率）は70%です。

(7) 閉塞性睡眠時無呼吸症を合併しているナルコレプシーの疑いがある患者さんでは、閉塞性睡眠時無呼吸症の治療（持続陽圧呼吸療法または口腔内装置）を十分に行いながら、MSLT検査を行わなければなりません。

(8) MWTの結果は、実際の生活の覚醒維持能力を必ずしも反映していないことを考慮する必要があります。

睡眠障害を適切に治療するためには、個々の患者さんの症状によって、この章で説明した検査法を組み合わせて行い、的確な診断を下すことが非常に大切です。

睡眠障害をチェックする検査は、睡眠ポリグラフ検査に代表されるように、検査や解析に長時間を要するものもあり、検査をする側の時間や労力の負担も大きくなります。したがって、全国でも限られた施設でしか実施されていません。

治療のためには正確な診断が欠かせませんから、睡眠医療のシステムが確立された専門施設を受診していただきたいと思います。

では、次章からは、睡眠障害の「症状」に注目して、各種疾患の診断や治療について説明していきましょう。

第3章

睡眠障害の治し方〈1〉

不眠症状

不眠症状とはどういうものか

睡眠障害の代表格が「不眠症状」です。

日本人で不眠の訴えをもっている人は、近年の調査から約20％とされています。一般に20〜30歳代に始まり、中年以降から急激に増えて、40〜50歳代でピークになります。男性よりも女性に多いと考えられます。

眠れなくても、一時的なものであればそれほど問題はありません。しかし、夜眠ろうとしても眠れずに、昼間の生活に支障があれば不眠症の可能性があります。

では、不眠症状というのはどういう状態を指すのでしょうか？

アメリカの診断基準（ＩＣＳＤ－３）では不眠症を次のように定義しています。

・睡眠環境が良好であるにもかかわらず、入眠困難、中途覚醒、睡眠時間短縮、熟眠感欠如、睡眠の質の低下などの症状が持続的に出現する（成人の典型的な不眠症状は入眠困難と中途覚醒である）

・この不眠症の病態により、日中のさまざまな障害が出現するつまり、夜間に入眠困難や中途覚醒などの症状があったとしても、日中の症状・機能障害（日中の眠気、注意力・集中力の低下など）を自覚しない人は不眠症とは診断しません。ここが重要です。

前に診断基準のところでも説明しましたが、成人の典型的な不眠症状は入眠困難と中途覚醒です。「眠れない」という訴えで来られる方は入眠困難（寝つきが悪い）が多く、割合としては7：3といったところでしょうか。ただし、入眠困難と中途覚醒が合併している人もいます。

寝つきが悪いという人の中には、「むずむず脚症候群」がある方もいます。そこで、入眠困難を訴える患者さんには、「布団に入った時に足がムズムズしたりジンジンしたりしますか？」と質問します。そうした症状がなければ、むずむず脚症候群ではないと判断します。

稀に、「頭部爆発音症候群」という病気があります。布団に入った時に頭の中で「ゴーン」と大きな音がするのです。それで毎日ドキッとして怖くて眠れなくなります。

布団に入った時に顔がムズムズするとか、頭が動くといった症状で眠れない場合は、「睡眠関連律動性運動障害」の可能性があります。

医師としては、稀ではあっても、こうした病気があることを知っておくことが重要です。「なかなか眠れない」と訴える方のなかに「うつ病」がある場合もあります。そこで、問診で「気持ちがふさぎ込むことがありますか？」「食欲はありますか？」といったことを聞いて、うつ病による入眠困難であれば専門医に紹介します。

ここで紹介した病気の症状を聞いていって、どれも当てはまらない場合は「慢性不眠症における入眠困難」と考えられます。

入眠困難を訴える方のうち、9割は慢性不眠症で、残りの1割にさまざまな病気が存在します。

中途覚醒でも慢性不眠症が7〜8割を占めます。睡眠時無呼吸症が2〜3割、周期性四肢運動異常症などその他の病気が1割という割合になっています。

入眠困難の診断と治療

就床後、入眠するまでに時間がかかり、なかなか眠れないという状態が「入眠困難（入眠障害）」です。一般に、入眠に30分～1時間以上かかり、本人がそれを苦痛と感じている場合に入眠困難と判断されます。

入眠時間には個人差もあります。したがって、単に寝つくまでの時間が長いだけではなく、本来の入眠時間と比べて長いかどうか、そしてそれを苦痛と感じているかどうかが問題となります。

1　慢性不眠症における入眠困難　Difficulty Falling Asleep in Chronic Insomnia

◆**症例**　60歳女性

51歳の頃から更年期症状が現れ、A産婦人科クリニックを受診しました。ホルモン療法を受けるとともに、短時間作用型（後述）の抗不安薬・睡眠導入薬であるエチゾラム0・5㎎を処方されました。

その後、58歳の時からB産婦人科クリニックを受診。エチゾラム0・5㎎（就寝前）と不眠・精神不安を訴える人に使われる漢方薬の酸棗仁湯を処方されました。エチゾラムを服用すれば入眠困難は改善するものの、今後どうすればよいかわからないと不安を訴えて当院を受診しました。

訴えなどから慢性不眠症（入眠困難型）と診断。エチゾラムを中止し、非ベンゾジアゼピン系の超短時間作用型睡眠薬（後述）であるエスゾピクロン2㎎の処方に変えました。その後はエスゾピクロンを2㎎↓1・5㎎↓1㎎↓0・5㎎と徐々に減らしていき、良好な経過をたどっています。

◆症状・診断

前述のICSD－3の不眠症の診断基準で示されている症状が、一時的ではなく、1週間に3日以上ある状態が3か月以上続く場合に「慢性不眠症」と診断します。

◆治療法

慢性不眠症に対する治療は「睡眠衛生指導」と「薬物療法」を組み合わせて行うことが大切です。

(a) 睡眠衛生指導

睡眠衛生指導では、「睡眠障害対処　12の指針」(厚生労働省)を参考にしながら、患者さんに指導していきます(次ページ図3－1)。

例を挙げて説明しましょう。

たとえば、「就床前4時間のカフェイン摂取は避ける」という項目があります。カフェインは寝る直前に飲まなければいいというわけではありません。カフェインの半減期(血中濃度が半分になるまでの時間)は8時間なので、午後2時以降に飲むとカフェインの感受性が高い人は眠れなくなります。カフェインの摂取を控えるだけで寝つきが良くなる人もいます。

また、「ぬるめの入浴」が推奨されています。寝る1時間くらい前にぬるめのお風呂(38～40℃)にゆっくり入ると、副交感神経が優位になってリラックスします。入浴により体温が上がり、風呂から出ると徐々に体温は下がっていって眠気が起こります。睡眠の

図3-1 睡眠障害対処 12の指針

1 睡眠時間は人それぞれ、日中の眠気で困らなければ十分

- 睡眠の長い人、短い人、季節でも変化、8時間にこだわらない
- 歳をとると必要な睡眠時間は短くなる

2 刺激物を避け、眠る前には自分なりのリラックス法

- 就床前4時間のカフェイン摂取、就床1時間の喫煙は避ける
- 軽い読書、音楽、ぬるめの入浴、香り、筋弛緩トレーニング

3 眠たくなってから床に就く、就床時間にこだわりすぎない

- 眠ろうとする意気込みが頭をさえさせ寝つきを悪くする

4 同じ時刻に毎日起床

- 早寝早起きでなく、早起きが早寝に通じる
- 日曜に遅くまで床で過ごすと、月曜の朝がつらくなる

5 光の利用でよい睡眠

- 目が覚めたら日光を取り入れ、体内時計をスイッチオン
- 夜は明るすぎない照明を

6 規則正しい3度の食事、規則的な運動習慣

- 朝食は心と体の目覚めに重要、夜食はごく軽く
- 運動習慣は熟睡を促進

7 昼寝をするなら、15時前の20～30分

- 長い昼寝はかえってぼんやりのもと
- 夕方以降の昼寝は夜の睡眠に悪影響

8 眠りが浅いときは、むしろ積極的に遅寝・早起きに

- 寝床で長く過ごしすぎると熟睡感が減る

9 睡眠中の激しいイビキ・呼吸停止や足のぴくつき・むずむず感は要注意

- 背景に睡眠の病気、専門治療が必要

10 十分眠っても日中の眠気が強いときは専門医に

- 長時間眠っても日中の眠気で仕事・学業に支障がある場合は専門医に相談
- 車の運転に注意

11 睡眠薬代わりの寝酒は不眠のもと

- 睡眠薬代わりの寝酒は、深い睡眠を減らし、夜中に目覚める原因となる

12 睡眠薬は医師の指示で正しく使えば安全

- 一定時刻に服用し就床
- アルコールとの併用をしない

厚生労働省　精神・神経疾患研究委託費
睡眠障害の診断・治療ガイドライン作成とその実証的研究班　平成13年度研究報告書

メカニズムから考えても、寝る前に入浴することは理に適っているのです。「運動習慣は熟睡を促進」とも記載されています。運動は寝る4～5時間前、つまり夕方5～6時頃に行うことが重要です。運動によって体温が上がり、4～6時間後に体温が下がってきて眠気が来ます。会社帰りにジムなどへ行って身体を動かす人もいますが、夜の9時、10時に運動するのはよくありません。体温が上がってしまうので、すぐには眠れなくなります。

(b) 薬物療法

①ベンゾジアゼピン受容体作動薬

日本では、不眠症の薬物治療の中心は、ベンゾジアゼピン受容体作動薬（ベンゾジアゼピン系及び非ベンゾジアゼピン系）という睡眠薬です。

これらの睡眠薬は、半減期の長さによって「超短時間作用型」「短時間作用型」「中間作用型」「長時間作用型」の4つに分類されています。

薬を飲んだ直後は血中濃度100％です。半減期というのは、肝臓や腎臓で薬が代謝されて、血中濃度が50％になるまでの時間を指します。半減期の長さによって作用の持続時間が異なります。

それぞれのタイプの半減期（作用持続時間）は以下の通りです。

・超短時間作用型……2～5時間
・短時間作用型………6～12時間
・中間作用型…………12～24時間
・長時間作用型………24時間～

これらは不眠の症状によって使い分けられます。

「慢性不眠症による入眠困難」の場合は、超短時間作用型の睡眠薬を処方します。具体的には、ベンゾジアゼピン及びベンゾジアゼピン受容体作動薬です。

中途覚醒の場合には半減期6～7時間の睡眠薬を、それでも眠れない場合は半減期が24時間の睡眠薬を出します。当クリニックではほとんど処方しませんが、重症の場合には半減期が2～3日の睡眠薬を出す場合もあります。

いま不眠症の治療では「出口の見える治療をしなさい」という方針になっています。だらだらと睡眠薬を出すのではなく、2週間～1か月使って睡眠が安定してきたら少しずつ薬は減らしていきます。

睡眠薬をやめる時の離脱方法には2つあります。1つは飲む量を少しずつ減らしていく漸減法という方法です。1錠から3／4錠、1／2錠、1／4錠と減らしていくわけです。もう1つは隔日法で、睡眠薬を飲む日の間隔を少しずつ開けていく方法です。ただ、入眠困難では半減期の短い薬を出すので、隔日法はできません。漸減法が一般的です。

少しずつ睡眠が安定していった場合、患者さんにとっていちばん問題になるのは睡眠薬をゼロにするかどうかということです。「少しでも飲んでいたほうが安心する」という方も少なくありません。したがって、患者さんが良い睡眠を維持できるのであれば無理にゼロにせず、患者さん自身が「もう飲まなくても大丈夫」と思えるようになるまでは、1／4錠を飲み続けてもいいと思います。

②メラトニン受容体作動薬

アメリカではメラトニンそのものを薬局でサプリメントとして売っています。しかし、日本では薬としてもサプリメントとしても、正式には発売されていません。日本では、メラトニン受容体作動薬が使われています。ベンゾジアゼピン受容体作動薬に比べると催眠効果は弱いと言われています。

③オレキシン受容体拮抗薬

私たちの脳内では、昼間の覚醒を保つためのオレキシン（ヒポクレチン）という物質が

図3-2 日本で使用可能な睡眠薬

分類	一般名	主な商品名	作用時間	半減期（時間）
非ベンゾジアゼピン系	ゾルピデム	マイスリー	超短時間作用型	2
	ゾピクロン	アモバン		4
	エスゾピクロン	ルネスタ		5～6
ベンゾジアゼピン系	トリアゾラム	ハルシオン	超短時間作用型	3
	エチゾラム	デパス	短時間作用型	6
	ブロチゾラム	レンドルミン		7
	リルマザホン	リスミー		10
	ロルメタゼパム	エバミール		10
	フルニトラゼパム	サイレース	中間作用型	21
	エスタゾラム	ユーロジン		24
	ニトラゼパム	ベンザリン		25
	クアゼパム	ドラール	長時間作用型	37
	フルラゼパム	ダルメート		12～42
	ハロキサゾラム	ソメリン		24～72
メラトニン受容体作動薬	ラメルテオン	ロゼレム	超短時間作用型	2
オレキシン受容体拮抗薬	スボレキサント	ベルソムラ	短時間作用型	10

分泌されています。睡眠と覚醒はシーソーのような関係にあります。

オレキシンは生理的に変動しており、日中は増加して夜は減少します。オレキシン受容体拮抗薬はオレキシンの働きをブロックすることで、覚醒中枢の活動性を下げて睡眠を誘導する睡眠薬です。

なお、日本で使用可能な睡眠薬については、前ページ図3－2にまとめておきます。

2　むずむず脚症候群（下肢静止不能症候群）　Willis-Ekbom Disease

◆**症例**　28歳女性

高校1年生の頃から年に4、5回、就寝時に下腿（膝から足首にかけて）のむずむず感があり、眠れない日がありました。

28歳になり、むずむず感の頻度が週3回に増え、当院を受診する2か月前からは毎日現れるようになりました。そのため、入眠までに1時間以上もかかり、入眠困難になっていました。

この下腿のむずむず感は夜に現れ、寝ていると下肢を動かしたくなります。下肢を動かせば症状は軽くなりますが、安静にしていると症状は悪化します。

入眠困難と昼間の眠気が続き、日中の活動に支障があるために当院を受診しました。

診断はむずむず脚症候群による入眠困難で、鉄欠乏性貧血を合併していました。

治療は、むずむず感の原因である脳内のドパミン不足を補うためのドパミン受容体作動薬と、貧血に対しては鉄剤とビタミンC（鉄の吸収を良くするため）を処方し、症状は改善しました。

◆症状・診断

「この症状を治療できないならば、私は自分の脚を切断します」

「脚を動かし続けなければ、虫が皮膚の下を這い回る感じが消えません」

「私の脚が勝手に動き回っています」

「むずむず脚症候群」を経験していない人にとっては、にわかには信じられない訴えかもしれませんが、これらはこの病気の患者さんの現実的な証言です。

むずむず脚症候群は、夜寝ている時に、脚（下肢）を中心に不快な感覚が起こってじっとしていられず眠れなくなる病気です。

多くの患者さんが訴える症状としては、「夕方から夜にかけて、足に不快感があり、いてもたってもいられなくなる」というものです。

具体的には、「足がムズムズする」「チクチクする」「ジンジンする」「しびれる」「ほてる」「腫れぼったい感じ」「冷える」「痛い」「脚の中がかゆい」「虫が這っている感じ」「じっとしていられない」など多彩な表現をします。

そして、こうした感覚のために、常に脚を動かしていたいという欲求が起こります。稀に、腕（上腕）や腹部にもムズムズした感じが出ることもあります。

参考までに、むずむず脚症候群のアメリカの診断基準（ICSD－3、2014年）を図3－3（次ページ）に示します。

むずむず脚症候群には、一次性のものと二次性のものがあります。

一次性は他に病気がなく、むずむず脚症候群だけが出現する場合です。アメリカでは60～80％が一次性とされています。

二次性は他の病気や薬物療法などが原因で発症するケースです。原因には、鉄欠乏性貧血、椎間板ヘルニア、腎不全、妊娠後期、関節リウマチ、パーキンソン病、抗うつ剤・向精神病薬の使用などです。

図3-3 むずむず脚症候群のアメリカの診断基準（ICSD-3　2014年）

以下のA～Cに合致した場合に、むずむず脚症候群と診断する。

A	1 下肢の不快感や嫌な感覚が出現することによって、下肢を動かしたくなる。(urge to move) 2 横になったり座ったりして安静になった時に、症状が出現したり、症状が増強する。(worse at rest) 3 歩いたりストレッチしたりして下肢を動かしたりすると、症状は改善したり消失する。(motor relief) 4 この症状は、夕方から夜に強く出現する。(worse at night)
B	この症状は、単に他の内科的疾患またはある行動的状態（こむら返り、下肢の圧迫、筋肉痛、静脈瘤、下肢の浮腫、関節痛、習慣的に下肢を叩く症状）の症状としては説明できない。
C	このむずむず脚症状は、懸念、苦痛、睡眠障害、または、精神的障害、社会的活動低下、仕事上の障害、学校活動低下、行動上の障害、または、他の重要な領域の機能低下も引き起こす。

したがって、的確な鑑別診断が必要になります。

患者さんがこうした症状を訴えて来院した場合、診断基準に照らして問診で尋ねます。また、一次性か二次性かを判断することも重要です。特に、鉄欠乏性貧血の人の40％以上にむずむず脚症候群の症状が認められると報告されているので、必ず採血を行って組織の鉄の量（トランスフェリン飽和度）をチェックします。

一次性、二次性を合わせて、有病率は健常人の5～10％と言われますが、年齢とともにその頻度は高くなります。しかし、患者さんも医師もこの症状が病気であることを認識していません。そこが大きな問題です。

◆治療法

なぜ脚がムズムズするかと言うと、脳の中で神経と神経の間の情報を伝達するドパミンという物質があるのですが、このドパミンによる神経伝達が悪くなるために症状が起こります。

第1選択の治療は、ドパミン受容体作動薬です。これで7割ほどの人は、薬を飲めば比較的短期間で症状は改善します。1～2日で良くなる人もいます。

第2選択の薬剤として、睡眠を安定化させるクロナゼパム（ベンゾジアゼピン系の抗てんかん薬・筋弛緩薬）や他の抗てんかん薬を使うこともあります。

鉄欠乏性貧血の合併がある場合は、鉄剤とビタミンCを追加します。

3 睡眠状態誤認 Sleep State Misperception

◆症例　44歳男性（アメリカ人）

10年前から不眠症（入眠困難）でしたが、軍人として赴任していたアフガニスタンから7年前に帰国してから入眠困難が悪化しました。アフガニスタン滞在中は抗うつ薬のトラゾドンを、また帰国後は非ベンゾジアゼピン系の超短時間作用型睡眠薬ゾルピデムを服用していましたが、入眠困難は改善しませんでした。

本人は「眠れない」と訴えるものの、昼間の眠気は自覚していません。睡眠状態をチェックするために、岩国の米軍基地から紹介されて当院を受診しました。

睡眠状態を確認するために睡眠ポリグラフ検査（60ページ参照）を行いました。その結果、入眠は良好で、睡眠効率（就寝時間に対して脳波的に眠っている時間の割合）も88％と高く、中途覚醒もなくよく眠れていることがわかりました。

治療は、本人に検査の結果を示して、よく眠れていることを説明しました。

◆症状・診断

実際には正常な睡眠がとれているにもかかわらず、「自分は眠れない」と過度に不安視するのが「睡眠状態誤認」です。「逆説性不眠症」とも呼ばれます。

主観的な睡眠時間と客観的な睡眠時間にギャップがあるわけです。

そこで、眠れているかどうかを客観的に示すために、睡眠ポリグラフ検査を行うこともあります。

たとえば、「私は一睡もできないのです」と訴える患者さんもよく来院します。ところが、睡眠ポリグラフ検査をしてみると、実際には眠っているのです。自覚している睡眠時間と脳波測定による睡眠時間が2、3時間ずれていることも珍しくありません。

そこで、「あなたは昼間、眠たいですか？」と質問すると、「まったく眠くありません」と答えます。その答えを聞いただけで、この人はよく眠れていると判断できます。

こうした例は高齢者に多く、若い人にはあまりいません。「眠れない」と思い込んでいて、それがストレスになっている可能性もあります。うつ病などが背景にあるとの説もあります。

発症の原因はさまざまですが、いったん発症すると不安恐怖から慢性化するという心理的プロセスがあります。

実は、慢性不眠症の患者さんは、実際よりも睡眠時間を短く感じていることが少なくありません。それ自体が不眠症の症状です。

たとえば、実際には眠れているにもかかわらず、睡眠時間を短く感じて熟眠感がなく、日中に倦怠感やパフォーマンスの低下があれば、れっきとした不眠症なのです。睡眠薬も効きにくい例が多く、そういう意味ではむしろ難治性の不眠症とも考えられます。

◆**治療法**

睡眠状態誤認はその原因がまだ明確にわかっていないので、治療法も確立されたものはありません。

基本的には、まず睡眠衛生指導を行います（75ページ参照）。

また、睡眠ポリグラフ検査を行って、「ちゃんと眠れていますよ」と説明することで、安心して眠れるようになるという場合も少なくありません。

難治例には認知行動療法などの心理療法が行われることもあります。

4 頭部（頭内）爆発音症候群 Exploding Head Syndrome

◆**症例**　72歳女性

当院を受診する半年前から、就寝時に頭の中で「ドーン」という大きな音が聞こえるようになりました。最近は音が大きくなったとのことで、「バーン」という爆発音が週に5、6回出現するようになりました。時には、爆発音とともに身体が浮き上がるように感じるそうです。

近所の耳鼻科クリニックを訪れたところ、総合病院の神経内科を紹介され、さらに検査の目的で当院を紹介されて受診しました。

症状から、頭部爆発音症候群による入眠困難と診断しました。

ベンゾジアゼピン系の抗てんかん薬・筋弛緩薬であるクロナゼパムと、抗うつ薬クロミプラミンを処方したところ、症状は軽快しました。

◆症状・診断

眠ろうとすると頭の中で爆発音が鳴り、激しい衝撃を受けて眠れないという症状です。覚醒から入眠（寝入りはじめ）にスイッチする瞬間や浅い眠りが1～2時間続いている時、睡眠から覚醒に移行する時（起床時）に起こりやすいようです。

ＩＣＳＤ－３の診断基準は次の通りです（Ａ～Ｃに合致）。

Ａ　覚醒と睡眠の移行期または夜間覚醒時に、突然大きな音を自覚したり、または頭の中で爆発音が聞こえる。
Ｂ　患者は、その症状によって突然覚醒し、しばしば恐怖感を自覚する。
Ｃ　この症状は、痛みを伴うことはない。

この症状は1988年にイギリスで初めて報告されました。日本では稀ですが、欧米では増えているという指摘もあります。

疲労やストレス、プレッシャーなどが引き金になることが多いようですが、原因やメカニズムはわかっていません。

後述する周期性四肢運動異常症など他の病気との合併もあるので、睡眠ポリグラフ検査を行います。

◆治療法

抗不安作用があり、睡眠を安定化させるクロナゼパムを使います。

頭部爆発音症候群に効く作用メカニズムは不明ですが、おそらく覚醒と入眠の移行期をスムーズにする働きがあるのだと考えられます。

薬を服用することで、多くの人は回復しますし、あまり改善しない場合でも爆発音は小さくなるようです。

5 睡眠関連律動性運動障害

Sleep Related Rhythmic Movement Disorder, Body Rocking

◆症例　37歳男性

7年前から、入眠直前に身体と顔面にミオクローヌス（筋肉のピクピクした動き）が現れるようになりました。この症状は、入眠直前のリラックスしている時とうつらうつらしている時に起こり、入眠困難になっていました。症状の頻度が多くなったため、当院を受診しました。

睡眠関連律動性運動障害のひとつである、入眠時脊髄固有ミオクローヌスによる入眠困難と診断。クロナゼパム服用によって症状が軽快しました。

◆症状

眠っている最中に、頭を前後方向へ激しく振ってベッドや壁などに頭を打ちつける、仰向けで頭を左右に振る、手や膝で四つん這いの姿勢をとって身体を前後に振る、仰向けで身体を左右に回転させる、といった律動的な動きをします。

主に睡眠中、居眠りや就寝時に現れる症状です。

こうした動きによって、普通の睡眠や日中の活動が障害されるような場合は、睡眠関連律動性運動障害と診断されます。

多くは乳幼児期に一過性に起こる稀な症状で、年齢とともに消失します。

自分の意志とは関係なく急に身体の一部がピクッと動く不随意運動を「ミオクローヌス」と言います。睡眠関連律動性運動障害の中にはさまざまな病態がありますが、その中でも脊髄内で生じた異常興奮が神経を介して伝わって起こるのが入眠時脊髄固有ミオクローヌスです。成人～高齢者でも見られます。

こうした症状がある場合、睡眠ポリグラフ検査を行って、どういう動きをするかを確認するとともに、てんかんなど他の病気がないかどうかもチェックします。

◆治療法

クロナゼパムを服用すれば、ほとんどの例で改善します。

6 うつ病 Depression

◆症例　64歳女性

9年前から不眠症になり、いろいろな医療機関を受診していました。1か月前に総合病院の精神科を受診したところ、睡眠状態の評価を目的に当院を紹介されて受診しました。

睡眠ポリグラフ検査（60ページ参照）を施行。無呼吸・低呼吸指数は1時間あたり3・9回と正常範囲でしたが、入眠潜時（消灯してから眠るまでの時間）が100分で入眠困難が認められたこともあり、うつ病による入眠困難と診断しました。

睡眠中の生理的な病態は認められないため、精神科での治療を勧めました。現在、抗不安薬のロラゼパムを服用していますが、入眠困難は続いています。

◆症状・診断

「眠れない」と訴える方の一部に、うつ病がある場合があります。症状としては、入眠困難、中途覚醒のいずれもありえます。

問診では、睡眠の状態とともに、抑うつ気分や食欲低下などの有無があるかなどを尋ね、うつ病との鑑別を行います。

ただ、うつ病とは言えませんが、むずむず脚症候群などが長く続くことでうつ状態になる患者さんもいます。

◆治療法

うつ病の疑いがあれば、精神科または心療内科専門医に紹介します。

精神科では抗うつ薬や抗精神病薬の中でも鎮静作用の強い薬剤に睡眠薬を併用します。抗うつ薬や抗精神病薬には睡眠を深くする効果があります。うつ病による不眠では早朝覚醒を起こすことも多く、その場合には抗うつ薬とともに中間作用型や長時間作用型の睡眠薬を用います。

うつ病が治ると、不眠症状も多くは良くなります。

中途覚醒の診断と治療

入眠後、翌朝起きるまでの間、夜中に何度も目が覚めるのが「中途覚醒」です。ただし、加齢によって夜中に目が覚める頻度は多くなります。しかし、昼間の生活に支障がなければ問題はありません。

中途覚醒を訴える場合、さまざまな病気が考えられます。最も多いのは睡眠時無呼吸症です。中途覚醒で受診する方の2～3割は睡眠時無呼吸症です。

次に多いのは、周期性四肢運動異常症です。アルコールによる中途覚醒も少なくありません。

頻度は稀ですが、悪夢障害や睡眠関連摂食障害は深刻な状況になることもあるので、適切に診断して治療しなければなりません。

中途覚醒があり、これらの病気が否定された場合は、慢性不眠症における中途覚醒と診断することになります。中途覚醒を訴えて受診する方の7～8割は慢性不眠症です。

1　慢性不眠症における中途覚醒

Difficulty Maintaining Asleep in Chronic Insomnia

◆症例　46歳男性

3年前から、睡眠時の中途覚醒が週に4回ほど出現していました。中途覚醒は、入眠3～4時間後に起こり、その後は眠れなくなり、3～4時間はうつらうつらしている状態です。こうした中途覚醒が続くため、当院を受診しました。

睡眠ポリグラフ検査（60ページ参照）を施行。入眠潜時（消灯してから眠るまでの時間）は16分で、入眠困難は認められませんでしたが、入眠1時間後に覚醒して2時間ほど眠れない状態が続き、その後は3時間睡眠がとれていました。

慢性不眠症による中途覚醒と診断。睡眠衛生指導を行って経過を観察中です。

◆症状・診断

前述のICSD－3の不眠症の診断基準で示されている症状が一時的ではなく、1週間に3日以上ある状態が3か月以上続く場合に「慢性不眠症」と診断します。

慢性不眠症では、入眠困難と中途覚醒の両方を訴える方もいます。

◆**治療法**

慢性不眠症における入眠困難と同様に、治療は「睡眠衛生指導」（75ページ参照）と「薬物療法」の二本立てで行います。

睡眠薬の選択基準は、入眠困難の場合は超短時間作用型を選ぶのに対して、中途覚醒の方には半減期が6～8時間くらいの短時間作用型の薬剤を処方します（80ページ図3－2参照）。

入眠困難と中途覚醒が合併している人の場合は、半減期が5時間くらいの薬を出します。

2　睡眠時無呼吸症　Sleep Apnea Syndrome

◆**症例**　75歳女性

5年前より、夫に対する不信感を抱くようになり、それとともに中途覚醒が起こるようになりました。

その後、かかりつけ医から睡眠剤ブロチゾラム（0・25㎎）1錠を処方され、就寝前に半錠、夜間覚醒時に半錠服用していました。いびきはたまに指摘される程度でした。中途覚醒が続くために当院を受診しました。

睡眠ポリグラフ検査（60ページ参照）を行ったところ、無呼吸・低呼吸指数が1時間あたり25・4回で、中等症の閉塞型睡眠時無呼吸症と診断しました。中途覚醒は睡眠時無呼吸症が原因と考えられました。

持続陽圧呼吸療法（CPAP）を開始し、中途覚醒は改善しました。

◆症状・診断

睡眠時無呼吸症は、睡眠中に何度も呼吸が止まる状態（無呼吸）が繰り返される病気です。眠っている時に、空気の通り道である気道が閉塞して、呼吸が抑制されるために中途覚醒が起こります。

詳しい診断基準は後述しますが、日常診療の中では、「いびき」「昼間の眠気」「夜中に1～2回目を覚まして熟睡できない」「血圧が高い」の4つがあれば、「睡眠時無呼吸症」が強く疑われます。

特に、「いびき」があれば、後述する閉塞型睡眠時無呼吸症の可能性がきわめて高くなります。

日中の眠気などから来る弊害はもちろんですが、私たちのデータでは睡眠時無呼吸症の人の60~70％で血圧が高くなったり、不整脈を起こしたりすることがわかっています。そのまま放置すると、動脈硬化が進み、狭心症や心筋梗塞など冠動脈疾患のリスクが高くなります。

アメリカでの推計では、睡眠時無呼吸症の人はそうでない人に比べて、高血圧は2倍、冠動脈疾患は3倍、脳血管障害は4倍の合併率であり、さらに自動車事故の発生率は7倍にも増加すると報告されています。

睡眠時無呼吸症は「閉塞型」と「中枢型」、そして両者の「混合型」に分類されます。それぞれのタイプは睡眠ポリグラフ検査（60ページ参照）によってわかります。

(a) 閉塞型睡眠時無呼吸症

睡眠時無呼吸症の約9割は、この閉塞型です。

空気の通り道である上気道、特に口腔咽頭が閉塞することによって呼吸が繰り返し止まります。そして、上気道の筋緊張が低下し、舌根が落ち込んで気道を閉塞してしまい、さ

図3-4 閉塞型睡眠時無呼吸症のメカニズム

正常な状態

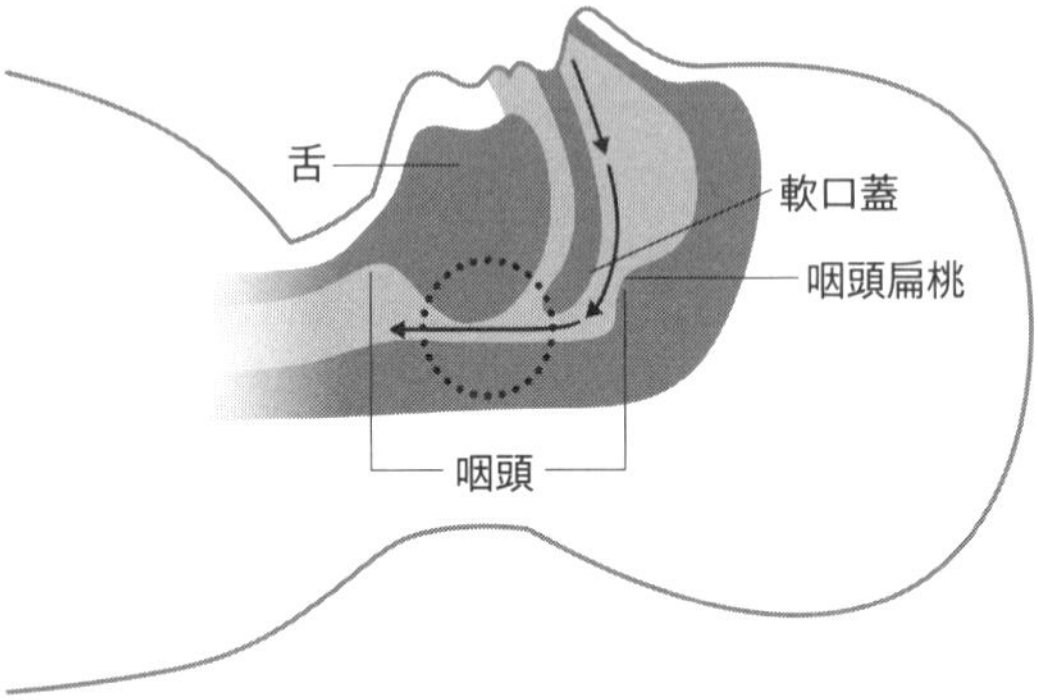

無呼吸の状態

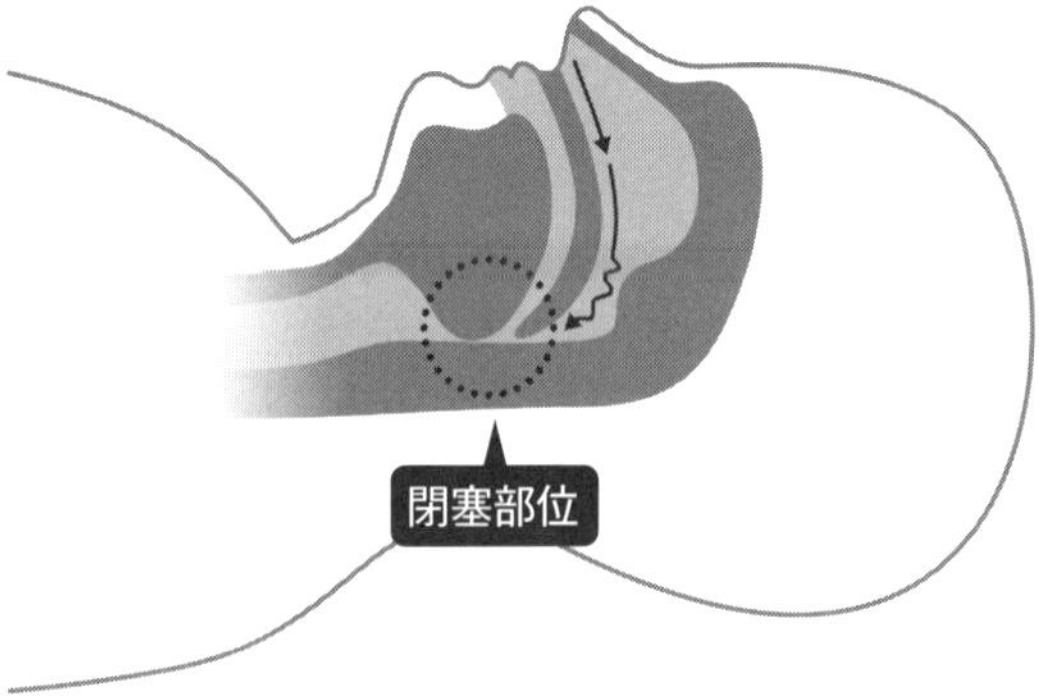

まざまな症状を起こします（前ページ図3－4）。

原因の3分の2は肥満で、3分の1は下あごの解剖学的特徴（あごが小さい、下あごが後退している、顔が長いなど）によるものです。したがって、肥満の人ばかりではなく、太っていない人でもこの病気は起こります。

主な症状は、大きないびき、睡眠時の窒息感やあえぎ呼吸、夜間の頻尿、覚醒した時の倦怠感、日中の眠気などがあります。

この病気が疑われた場合、確定診断をするために睡眠ポリグラフ検査（60ページ参照）を行います。

無呼吸（低呼吸）とは、10秒以上の呼吸停止です。睡眠ポリグラフ検査でこの無呼吸・低呼吸が1時間に5回以上（無呼吸・低呼吸指数5以上）の場合に睡眠時無呼吸症と診断されます。

(b) 中枢型睡眠時無呼吸症

呼吸中枢の異常で脳から呼吸の指令が出なくなるのが、中枢型睡眠時無呼吸症です。閉塞型と違って、気道は開いています。このタイプは睡眠時無呼吸症の中では少なく、頻度は数パーセント程度です。

図3－5　睡眠時無呼吸症のタイプ別模式図

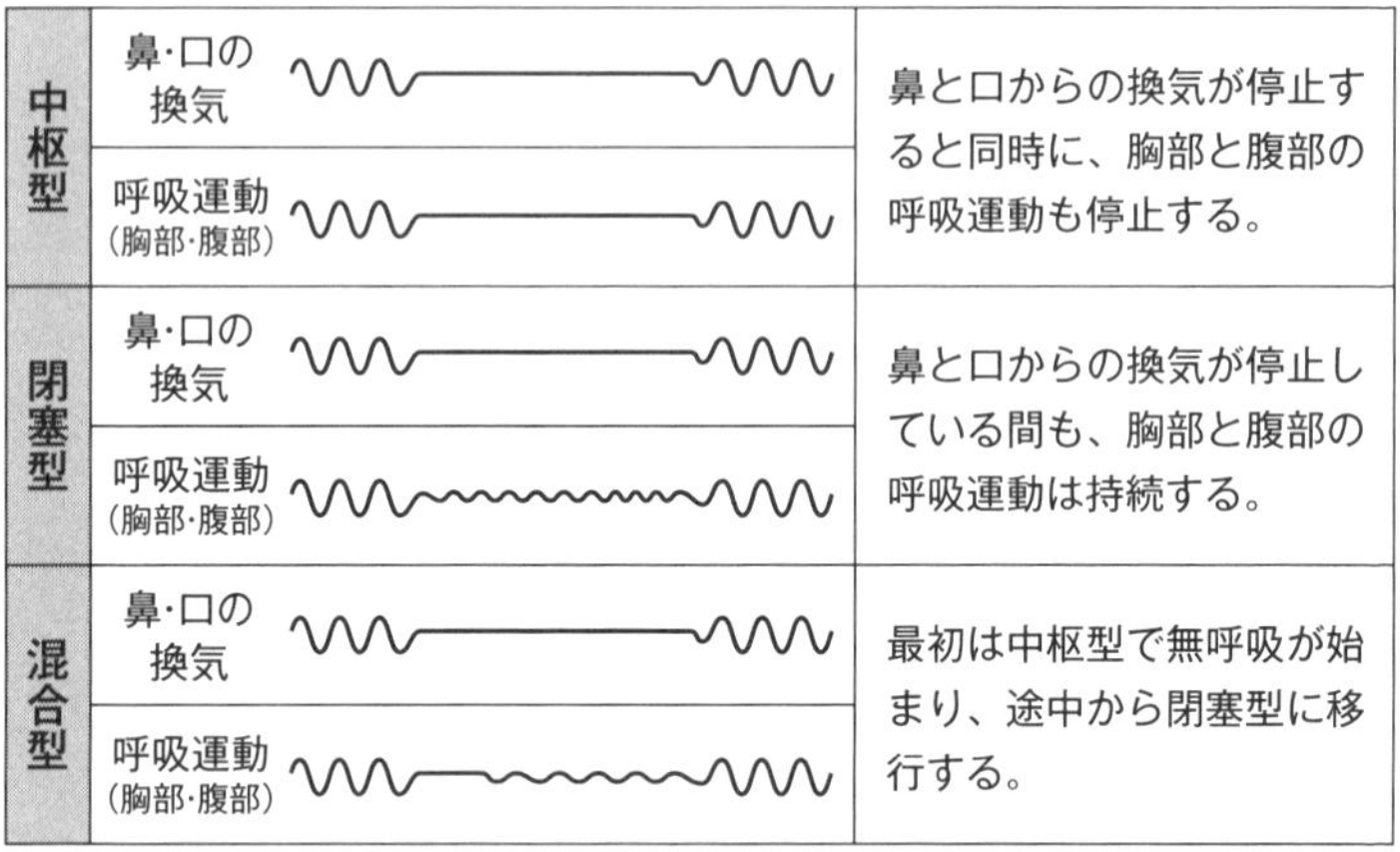

中枢型	鼻・口の換気	鼻と口からの換気が停止すると同時に、胸部と腹部の呼吸運動も停止する。
	呼吸運動（胸部・腹部）	
閉塞型	鼻・口の換気	鼻と口からの換気が停止している間も、胸部と腹部の呼吸運動は持続する。
	呼吸運動（胸部・腹部）	
混合型	鼻・口の換気	最初は中枢型で無呼吸が始まり、途中から閉塞型に移行する。
	呼吸運動（胸部・腹部）	

主な症状は、睡眠中に呼吸が停止するか弱まって目が覚める、睡眠時の窒息感、中途覚醒、日中の眠気や疲労感・倦怠感などです。

確定診断のためには、まず睡眠ポリグラフ検査（60ページ参照）を行って、その結果、睡眠1時間あたりに5回以上の中枢性無呼吸が確認された場合に、中枢型睡眠時無呼吸症と診断されます。

図3－5は睡眠時無呼吸症のそれぞれのタイプの模式図です。

閉塞型では、鼻・口の換気は停止しているのに、胸・腹の呼吸運動は認められます。

それに対して、中枢型では、鼻・口の換気も、胸・腹の呼吸運動も認められないことが特徴です。

◆治療法（閉塞型睡眠時無呼吸症の場合）

「一般的治療法（生活習慣の是正）」と「特異的治療法」を組み合わせて治療します。

(a)一般的治療法（生活習慣の是正）

①睡眠中の体位の工夫

仰向けで眠ると、舌根や軟口蓋（口の中の奥の天井部分）が沈み込み、気道が狭くなったり閉塞したりします。仰向けで寝ることを避けて、抱き枕などを利用して横向きのまま眠ると症状が軽くなることがあります。

②減量

肥満は睡眠時無呼吸症を重症化させる大きなリスクです。肥満の人はやせる必要があります。減量によって、無呼吸の程度や上気道の閉塞が軽くなることもあります。私たちのデータでは、7％以上の体重減少で無呼吸の重症度が低下することがわかっています。

③飲酒や睡眠薬の服用の中止

アルコール、睡眠薬、抗不安薬などは咽頭の筋肉を弛緩させ、気道の閉塞を引き起こしやすくします。一方、薬剤の服用を中止することでその反動が出ることもあるので、主治医とよく相談してください。

④点鼻薬

点鼻薬の投与によって鼻粘膜のうっ血を改善することで、いびきや無呼吸の程度が軽くなることがあります。

⑤口テープ

口を開くと気道が狭くなるので、口テープをすることで気道が広がり、いびきなどが改善することがあります。

(b) 特異的治療法

①経鼻的持続陽圧呼吸療法　Nasal Continuous Positive Airway Pressure：nCPAP

最も有効な治療のひとつがＣＰＡＰ（シーパップ）です。特に閉塞型に有効で、ほとんどの患者さんの症状が改善するため、治療の第1選択とされています。

睡眠中に鼻マスクを装着し、一定の圧力を加えた空気を鼻から送り込むことによって上気道の閉塞を取り除きます（次ページ図3－6）。空気を送る圧力は患者さんごとに設定します。至適な圧の設定を「タイトレーション」と言います。

また、106ページの図3－7で示したように、我々のクリニックではいろいろな種類のＣＰＡＰ機器を準備して、以下のように患者さんの状態に応じて使用しています。

図3−6　CPAPのメカニズム

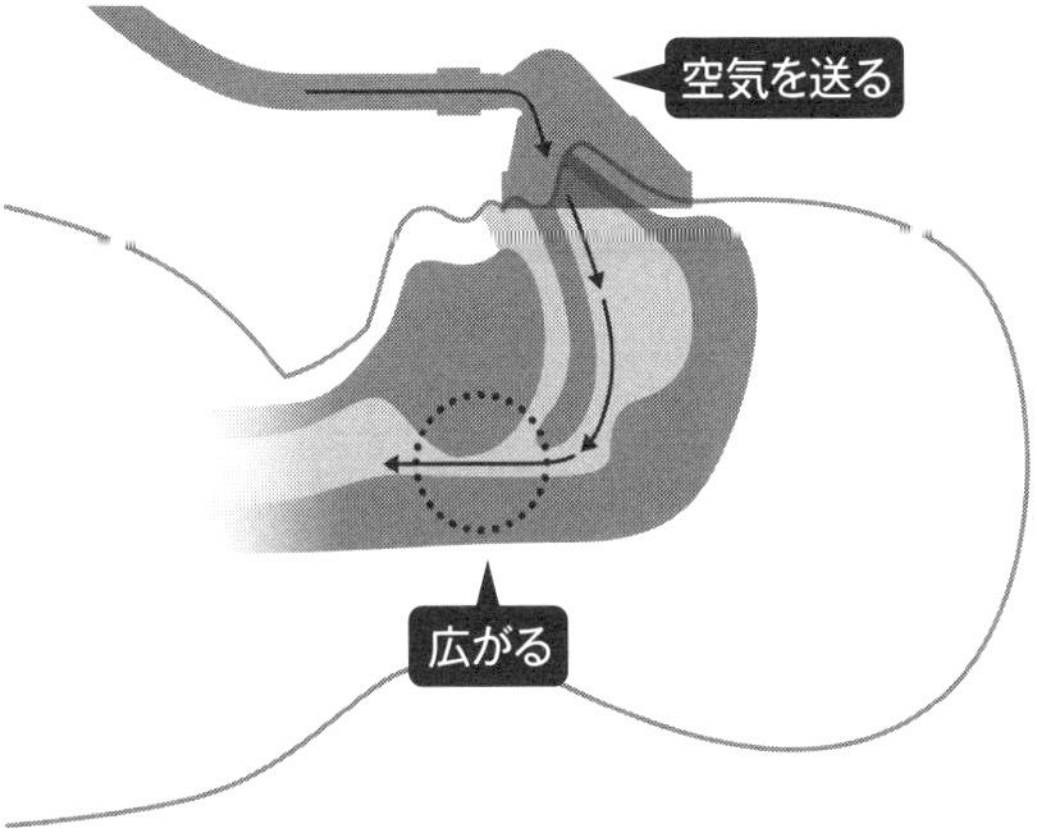

・高齢の患者さんには、操作が簡単なものを使用。
・CPAP圧が高い肥満の患者さんには、出力（モーターパワー）が大きな機器を使用。
・出張の多いビジネスマンには、小型で持ち運びが簡単な機器を使用。
・音などに神経質な患者さんには、圧感知が低い機器を使用。

さらに、CPAP用のマスクに関しても、107ページの図3－8のように多くの種類を用意していますが、その選択の基準としては、まず患者さんの顔面形態に合ったマスクを使用してもらいます。患者さんの鼻梁部の形態、頬部の形態などを考慮してマス

図3-7 当院で使用しているCPAPの種類

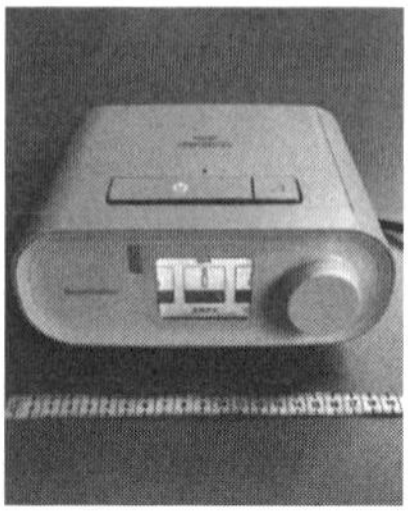

DreamStation

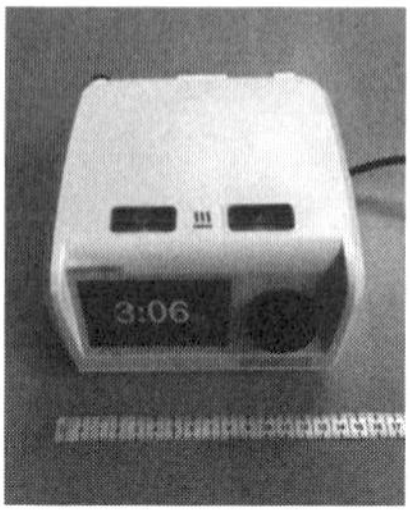

DevilBiss BLUE

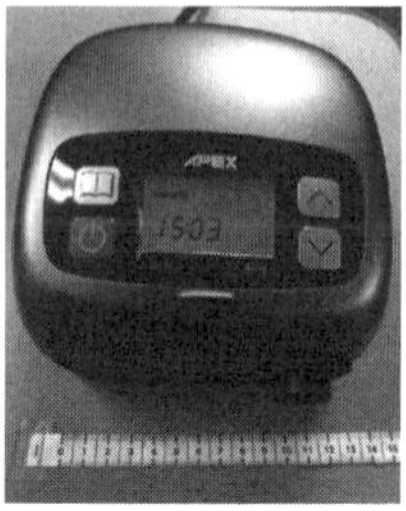

XT-Auto

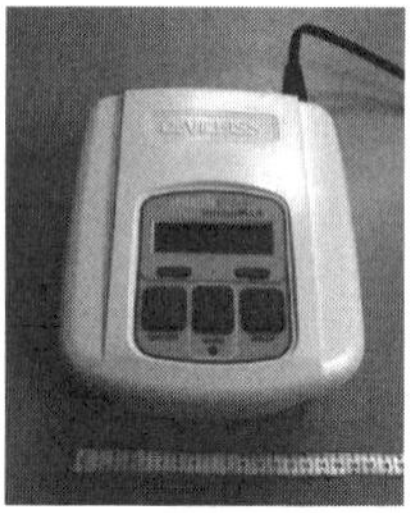

IntelliPAP

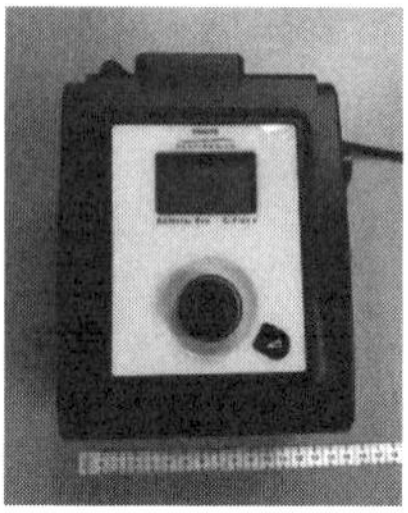

System One

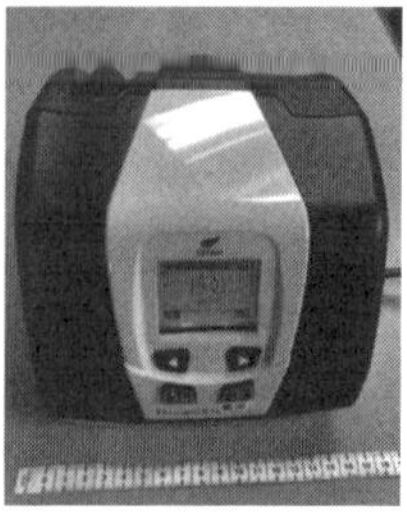

DreamStar

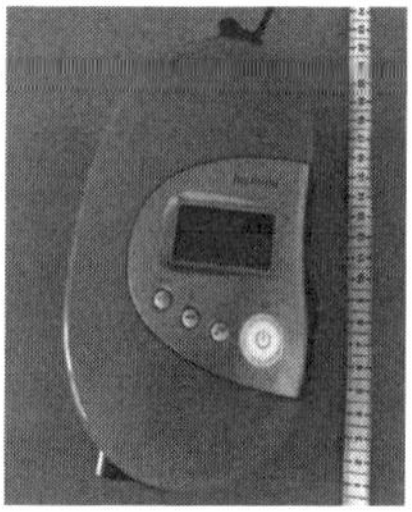

Jusmine

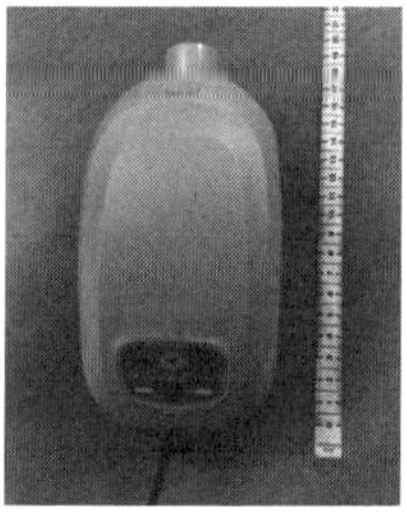

Transcend
(0.43kg)

図3-8　当院で使用しているCPAP用マスクの種類

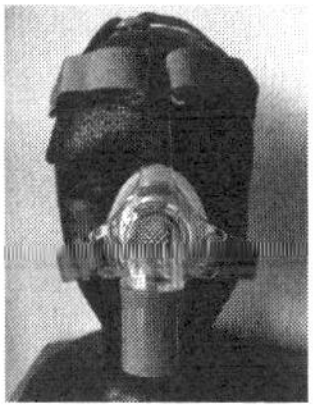
Eson

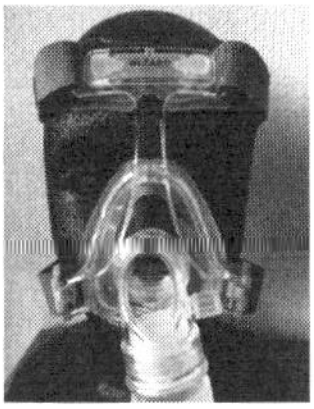
Wizard Nasal

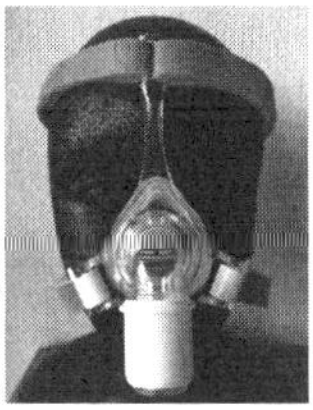
Pico

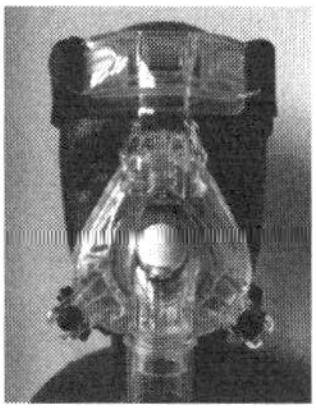
ComfortGel Blue

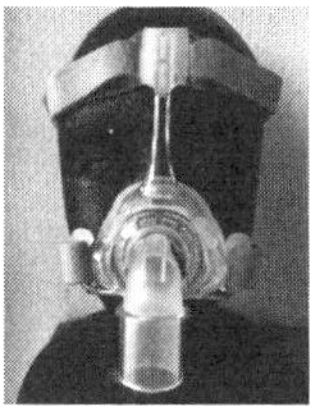
Mirage FX

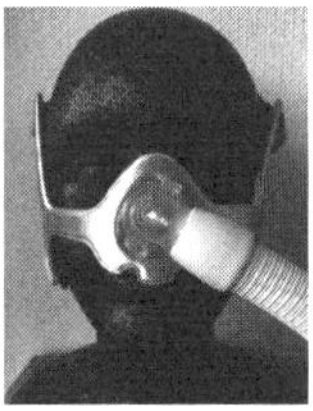
Wisp

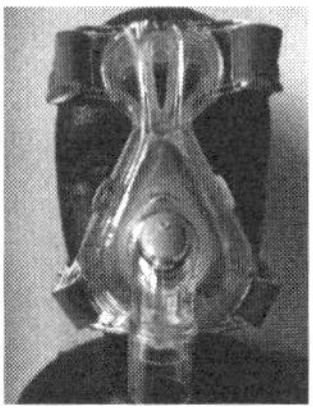
EasyLife

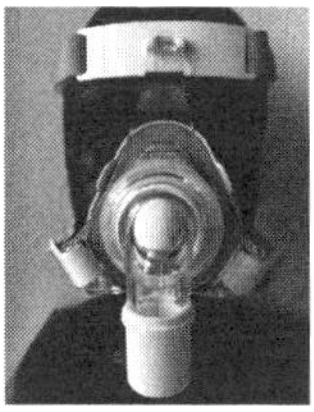
TrueBlue

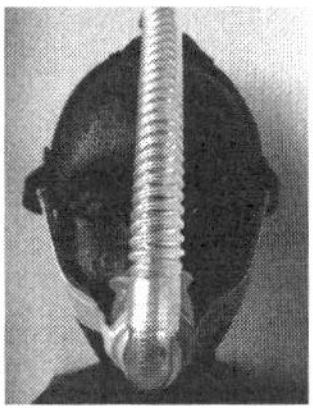
Opus

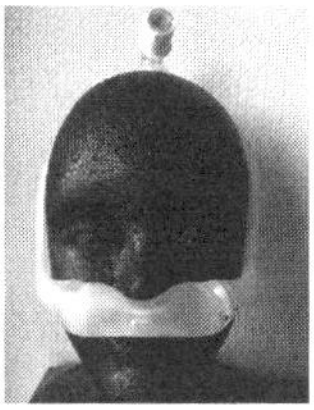
DreamWear

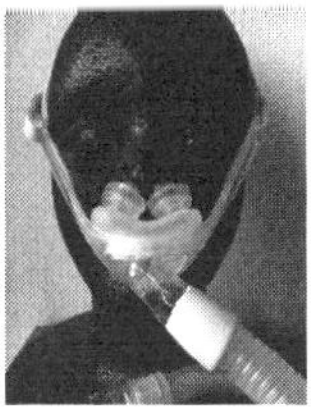
Nuancegel Pillow

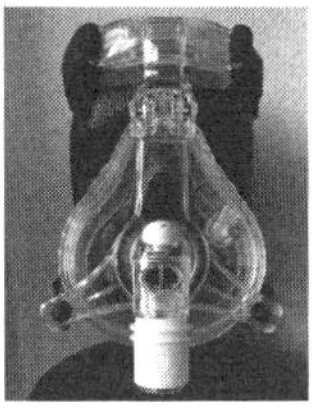
ComfortGel Blue Full

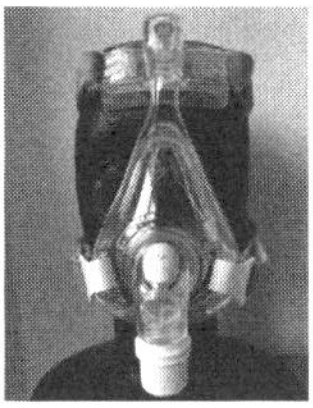
Amaraview Full Face

クを選びますが、マスクと皮膚の接触部分が気になる人には、柔らかいジェルマスクを使用したり、我々が実用新案を取得している鼻パッチを使用します。また、ベルト装着に違和感のある患者さんには、ピローマスク（鼻孔に直接空気を送風するマスク）を使用します。しかし、CPAP圧の高い患者さんには、ピローマスクは使用しません。さらに、鼻閉のある患者さんや開口する患者さんには、フルフェイスマスク（鼻と口の両方から空気が入るマスク）を使用しています。

最近は無呼吸を機械で感知してオートで調節するCPAPもありますが、当クリニックでは使っていません。固定圧型のCPAPを使い、クリニックで圧力を設定します。その理由は、CPAPは単に無呼吸の数を減らすためだけに使うわけではなく、睡眠の質を良くするために使うものだと考えているからです。

ですから、当クリニックでは、少々無呼吸が残っても、睡眠の質がいちばん良くなるように、各々の患者さんの至適圧を設定しています。CPAPの副作用はほとんどありませんが、のどや鼻の渇きや、締めつけすぎによる痛みが起こることもあります。

チェックのために2か月に一度受診する必要があります。最近のCPAPにはSDカード（Secure Digital Memory Card）が装着されており、無呼吸の回数（重症度）が記録されるので、外来受診の際にはそのSDカードを持ってきてもらいます。これで治療効果が判定できます。

②マウスピース装着

マウスピースを上下の歯の間に固定し、下あごを前方に動かす治療法です。下あごを2～6ミリだけ移動させ、気道の閉塞を改善します。口が開けられないマウスピースや口が開けられるマウスピースなどいくつかの種類があります。単純性いびきや、軽症～中等症の睡眠時無呼吸症の患者さんに有効です。

なお、マウスピースは歯科で作製します。一度作製したら半年後に外来を受診してもらい、マウスピースを装着した状態で検査をして改善しているかどうかをチェックします。

③外科的療法

閉塞型睡眠時無呼吸症で上気道に形態異常（アデノイド、扁桃腺肥大など）のある患者さんでは、外科的治療が行われることもあります。子どもの睡眠時無呼吸症の約8割にアデノイド増殖及び扁桃腺肥大があります。

・口蓋垂軟口蓋咽頭形成術及び扁桃腺切除術

この手術は、口蓋垂（軟口蓋のさらに後部にある部位）、口蓋扁桃、軟口蓋の一部を切除して、気道を広げる手術です。効果的な治療法のひとつですが、年齢や術式によりその効果には個人差があります。

・レーザー手術

いびきの治療法のひとつとして行っている医療機関があります。しかし、あくまでもいびきの治療であり、睡眠時無呼吸症にはほとんど効果はありません。

・顎前方移動術

上あごの骨と下あごの骨に切り込みを入れて前方へ移動し、上気道を広げる手術です。

睡眠時無呼吸症の治療のポイントは、ＣＰＡＰかＣＰＡＰにしないかということです。睡眠時無呼吸症では、睡眠1時間あたりの無呼吸（10秒以上の呼吸停止）と低呼吸（気流が30％以上低下し、同時に酸素飽和度が3％以上低下するか、微小覚醒が出現する）の合計回数である無呼吸・低呼吸指数（ＡＨＩ）によって重症度を分類します。ＡＨＩが20以上であればＣＰＡＰを選択します。20以下であればＣＰＡＰは保険適用にならないこともあり、マウスピース治療になります。

なお、まだ日本では販売されていませんが、口腔内陰圧療法というマウスピースに似た新しい治療（ｉＮＡＰ®）もあります。

中枢型の場合、閉塞型に対するＣＰＡＰ療法ほどの確立された治療はありませんが、ＣＰＡＰや在宅酸素療法、薬物療法などが行われます。

3　周期性四肢運動異常症

Periodic Limb Movement Disorder

◆症例　66歳男性

3か月前まではよく眠れていましたが、その後は毎日夜間に3回覚醒してトイレに行くようになりました。その後は入眠しても1時間ごとに起きてしまい、再び眠りにつくことができない状態になっています。睡眠中に下肢がピクピクすることを自覚しています。症状が続くために来院しました。

睡眠ポリグラフ検査（60ページ参照）を施行。無呼吸・低呼吸指数は正常でしたが、下肢のミオクローヌス（脚のピクピク）が1時間に99回あり、そのうち覚醒を伴った下肢ミオクローヌスは84回/時間でした。この結果から、周期性四肢運動異常症による中途覚醒と診断しました。治療はクロナゼパム0・5㎎を処方し、症状は軽快しました。

◆症状・診断

周期性四肢運動異常症は、「夜間睡眠時ミオクローヌス」という病名でも呼ばれます。睡眠中に、繰り返して四肢の筋肉がピクピクとけいれんするのが特徴です。

運動異常は下肢に出現することが多いのですが、腕に起こることもあります。下肢に起こる場合の特徴は、約30秒の間隔で足の親指（第一関節）が繰り返して伸びると同時に、足関節、膝関節などが曲がります。

時には、一緒に寝ている人を蹴ったり、布団を払いのけたりします。

この運動異常は、夜中の前半から中盤にかけ、ノンレム睡眠の時に起こりやすいようです。ひと晩中続くことはありませんが、入眠後しばらくして起こることが多いため、十分な睡眠を得られず、昼間に眠くなります。むずむず脚症候群、ナルコレプシー、睡眠時無呼吸症と合併して起こることもあります。

病気のメカニズムはむずむず脚症候群と共通しています。ドパミンが関連した神経機構の低下が原因で起こり、運動神経調節機構の不調で四肢が勝手に動きます。実際に、むずむず脚症候群がある人の約8割はこの病気を合併していると考えられます。

この病気は比較的多く、年齢とともに頻度は増加します。アメリカの報告によると、30

～50歳で5％、50～65歳で25％、65歳以上で44％とされていて、男女差はありません。不眠症と診断された患者さんの20％が、この病気が原因で不眠になっていると考えられます。

この病気はほとんどの場合、自覚症状はありません。中途覚醒がなくても、運動異常が刺激になって脳が起きてしまうことがあります。しかし、患者さんは四肢の動きにも、その後に短時間目が覚めたことにも気づいていません。

不眠症状や日中の眠気を訴える患者さんで、睡眠薬の効果が不十分な場合は、この病気の可能性を疑い、睡眠ポリグラフ検査（60ページ参照）を行います。検査によって運動異常の回数や周期などがわかります。

ＩＣＳＤ－３の診断基準では、睡眠ポリグラフ検査を行って1時間に15回以上（小児では5回以上）の頻度があって、さらにこの症状によって、有意な睡眠障害、または精神的・身体的・就業時・学校生活などに障害を来す場合には、周期性四肢運動異常症と診断されます。

◆治療法

治療は薬物療法です。クロナゼパム、ドパミン受容体作動薬が処方されます。それによって多くの症例で改善が認められます。完全に良くならない場合でも、よく眠れるようになります。

4 アルコール摂取による中途覚醒

Difficulty Maintaining Asleep due to Alcohol Intake

◆症例 45歳男性

10年前から、入眠は良好であるものの、入眠4〜5時間後に覚醒するようになりました。中途覚醒後は、眠れる時と眠れない時があります。最近は、入眠2〜3時間後に覚醒し、その後ウトウトして朝を迎えるという状態でした。休日も睡眠状態は同じです。就寝前の飲酒習慣があり、毎日、ビール700mlと焼酎1合を飲んでいます。

睡眠ポリグラフ検査（60ページ参照）を施行。無呼吸・低呼吸指数は1時間あたり0・8回で問題なし。睡眠効率は76%で、中途覚醒が認められました。

その結果、アルコール摂取による中途覚醒と診断しました。

「寝酒に走るよりも、薬に走ったほうがよい」と説明。飲酒をやめてもらい、非ベンゾジアゼピン系の超短時間作用型睡眠薬エスゾピクロン3mgを処方しました（80ページ図

3－2参照)。その後、薬を2㎎↓1・5㎎↓1㎎と徐々に減らし、中途覚醒は改善しました。

◆症状・診断

「夜中に目が覚める」と訴える人には、就寝前のアルコール摂取の有無を確認します。

寝る前にお酒を飲むと、中途覚醒が起こることが少なくありません。その理由は、エチルアルコールは肝臓でアセトアルデヒド（お酒を飲んだ時に発生する有害物質）に分解されますが、このアセドアルデヒドには脳を覚醒させる作用があるからです。

また、アルコールにより受動拡散型ヌクレオシドトランスポーター1（Equilibrative Nucleoside Transporter 1：ENT）の発現が低下して、アデノシンという睡眠物質が脳細胞の中に入らなくなり、睡眠が安定しなくなるというマウスの実験報告もあります。それで、明け方近くになると目が覚めてしまうのです。

寝る前にアルコールを飲む人には、お酒をやめてもらって、その結果から診断します。

アルコールを摂取すると筋肉が緩むため、無呼吸になっている可能性もあります。

◆治療法

寝る前のアルコール摂取をやめてもらいます。それで中途覚醒が起きなくなれば問題ありません。お酒をやめても中途覚醒が起こる場合は他の病気の可能性もあります。

5 悪夢障害 Nightmare Disorder

◆症例 59歳男性

7年前から他院で睡眠時無呼吸症と診断され、持続陽圧呼吸療法（CPAP）を行っていました。CPAP治療を開始する前後から、悪夢や金縛りなどが出現し、主治医に相談するも、症状に関する的確な説明がなかったため、他の医療機関に転院。その医療機関から、悪夢と金縛りの原因を調べてほしいとのことで紹介されて来院しました。

悪夢、金縛りは週に1、2回起こり、その際に夜間中途覚醒が1回あり、トイレに行くそうです。夜間の異常行動は認められないようでした。

CPAPを装着した状態で睡眠ポリグラフ検査（60ページ参照）を行いました。下肢のミオクローヌスが1時間あたり21回認められましたが、無呼吸・低呼吸指数は1時間に11

回でした。臨床症状から、悪夢障害による中途覚醒と診断しました。クロナゼパム0・5㎎を処方し、悪夢と金縛りはなくなりました。

◆症状・診断

不快な夢を見ることで睡眠からの中途覚醒を繰り返すのが、悪夢障害です。

悪夢という英語には、ナイトメア（nightmare）とバッドドリーム（bad dream）の2つがあります。嫌な夢は時に誰でも見ます。上司から嫌なことを言われた日の夜などに夢を見る。しかし、そういう夢を見ても、それで覚醒することはまずありません。朝起きた時に、「ああ、嫌な夢を見たな」と思う程度です。これはバッドドリームです。

一方、ナイトメアは、たとえば誰かに殺されそうになってパッと目が覚めてしまう。こうした悪夢を繰り返し見て、中途覚醒する場合は、悪夢障害の可能性があります。

悪夢障害では、生存や安全を脅かしたり、身体を傷つけるような不快な夢が頻回に出現します。

しかし、その不快な夢から覚醒した時には、すぐに正常の覚醒状態に戻っています。週に2～3回、悪夢で目が覚めるという患者さんもいます。

悪夢障害は、強烈なショック体験などによる心的外傷後ストレス障害（ＰＴＳＤ）などで起こることがあります。

◆**治療法**

悪夢障害の可能性が高ければ、抗うつ薬による薬物療法を行います。ＳＳＲＩ（選択的セロトニン再取り込み阻害薬）や三環系抗うつ薬、ドパミン受容体作動薬などを使います。バックグラウンドにＰＴＳＤなどの可能性があれば、心療内科や精神科に紹介します。

6 睡眠関連摂食障害 Sleep Related Eating Disorder：SRED

◆**症例**　47歳男性

2～3か月前から、週2回ほど夜間に自分で無意識に料理をして食べているらしいことに気づきました。起床後、テーブルの上にジュースが置いてあったり、夜間に買い物をした形跡が残っていたからです。

食事は1日3食とっています。夜間の無意識の摂食が続くため、当院を受診しました。

睡眠ポリグラフ検査（60ページ参照）を施行したところ、無呼吸・低呼吸指数は1時間に5回で異常はなかったものの、検査中に無意識の摂食行動が認められました。本人がお菓子を持参し、検査ベッドの横に置いておいたところ、そのお菓子を睡眠中に食べていたのです。

こうした症状から、睡眠関連摂食障害と診断しました。抗てんかん薬のトピラマート、抗うつ薬のセルトラリンを処方し、症状は軽快しました。

◆症状・診断

睡眠状態で起きて歩き出し、食物を食べる病気です。女性に多い傾向があります。多くは、眠っているにもかかわらず、その状態のまま歩き出して摂食し、食べて満足するとそのまま寝床へ戻るという行動をします。こうした行動を週に何回も繰り返します。こうした症状は睡眠時に無意識に起こるため、本人は症状を記憶していないことが多いのです。

しかし、朝起きるとテーブルなどに食べた形跡が残っていて、それで摂食したことに気づいて受診する方が少なくありません。

多くの場合、食事内容は脂肪分や糖分の多い高カロリー食であることが多く、奇妙な食材の組み合わせで食べていることもあります。こうした食事を過剰に食べるため、体重は増加します。

時には料理までしていることもあり、火事など事故を起こす危険性もあります。当クリニックの患者さんで、夜中にコンビニまで買いに行って食べていたという人もいます。

この病気は、ナルコレプシーや睡眠時遊行症と合併して現れる場合もあります。

◆治療法

薬物療法を行います。トピラマート（抗てんかん薬）やＳＳＲＩ（抗うつ薬）を処方します。

これらの薬剤は満腹中枢を刺激するようなので、これでだいぶ良くなる人が少なくありませんが、なかなか改善しない例もあります。

第4章

睡眠障害の治し方〈2〉

過眠症状

過眠症状とはどういうものか

夜間に十分に眠って目覚めたにもかかわらず、昼間に繰り返し耐えがたい眠気に襲われるという人がいます。また、実際に眠ってしまうようなことが続きます。これが「過眠症状」です。

患者さんが「昼間、眠たいんです」という訴えで医療機関を受診する場合、最も多いのは「睡眠時無呼吸症」や「睡眠不足症候群」です。

過眠症状で当クリニックを受診する患者さんの約70〜80%が睡眠時無呼吸症です。次いで多いのが睡眠不足症候群です。

睡眠不足症候群は一般的な病気です。いわゆる「寝不足」ですから、誰もがなる可能性があります。

ただ、検査をしてみると、ナルコレプシーや特発性過眠症が見つかることもあります。ナルコレプシー及び特発性過眠症は、若年者（ナルコレプシーの好発年齢は14歳）に多く、学校、職場、家庭において誤解されている患者さんが多くいます。

過眠症状の診断と治療

1　ナルコレプシー（タイプ1及びタイプ2）Narcolepsy Type 1 or Type 2

◆**症例A**　16歳女性

中学2年生の頃から毎日9時間ほど寝ていましたが、午前中の授業から眠っていました。最近、家族で外食した際に眠ってしまい、母親が娘の居眠りが病的ではないかと心配して当院を受診しました。

夜間の睡眠中は夢を見ますが、昼間の居眠り中には見ないとのこと。入眠時には、金縛りはないものの、周りの声が聞こえることがあるそうです。また、笑った時に目が開けられなくなったり、口が動かなくなったりします（情動脱力発作・カタプレキシー）。

睡眠ポリグラフ検査（60ページ参照）を施行し、その翌日に反復睡眠潜時検査（62ページ参照）を行いましたｃ睡眠ポリグラフ検査では異常は認められませんでしたが、反復睡眠潜時検査では、平均睡眠潜時（消灯してから眠るまでの時間）が1・8分、レム睡眠が4回の検査中4回出現しました。

以上の結果から、ナルコレプシーのタイプ1（情動脱力発作が存在）と診断。中枢神経刺激薬モダフィニールを処方し、授業中の眠気は軽快しました。

◆症例B　16歳女性

2年前（中学2年生）から8時間睡眠をとっていたが、授業中にも眠ってしまい、先生に注意されていました。高校生になってからも、午前中の授業から居眠りをして先生に起こされていましたが、起こされても眠っていたそうです。試験中にも眠っていたことがありました。

入眠時幻覚や金縛りは自覚していません。また、強い情動によって筋肉などの力が抜けてしまう情動脱力発作（カタプレキシー）も認められませんでした。患者本人が、昼間の過度の眠気が病気ではないかと不安になり、当院を受診しました。

睡眠ポリグラフ検査（60ページ参照）とその翌日に反復睡眠潜時検査（62ページ参照）

を施行。睡眠ポリグラフ検査は正常でしたが、反復睡眠潜時検査で平均睡眠潜時（消灯してから眠るまでの時間）は8分、レム睡眠の出現が4回の検査中3回で認められました。検査結果から、ナルコレプシーのタイプ2（情動脱力発作なし）と診断しました。モダフィニールの服用で、授業中の眠気は軽くなりました。

◆症状・診断

ナルコレプシーは日中に耐えがたい眠気を感じ、発作的に眠り込んでしまう病気です。退屈な状況や食後だけではなく、普通は眠らない状況下（食事中、歩行中、運転中、性交中など）でも眠り込んでしまいます。

しかし、居眠り後にすっきりとした爽快感を伴うことが多いようです。

日本人の500〜1000人に1人がナルコレプシーと推定されています。発症年齢は10代が多く、25歳以前の発症が70〜80%を占めます。

ナルコレプシーには、以下の特徴的な4大症状があります。

(a) 過度の昼間の眠気と睡眠発作

日中に突然、強い眠気が起こるのがこの病気の主症状です。重症になると自分でも気づかないうちに眠り込んでしまいます。これを「睡眠発作」と呼びます。この眠りの発作は、一般に30分以内の持続で2～3時間の間隔をおいて出現します。この睡眠発作の時の睡眠はノンレム睡眠です。

眠気は時間や場所を選ばずに起こります。眠気により意識レベルも低下するため、仕事中の事故や交通事故も珍しくありません。

(b) 情動脱力発作（カタプレキシー）

情動脱力発作というのは、笑う、驚く、怒るなどの強い情動が引き金になって、筋肉の緊張が突然なくなり、力が抜ける発作です。具体的には、まぶたが閉じたり、話ができなくなったり、頭や腕がだらんとしたり、突然座り込んだりします。各々の患者さんにおいて、カタプレキシーの重症度は違いがあります。

発作の持続時間は1分以内ですが、稀に20～30分間続くこともあります。発作中は十分に意識があり、本人は何が起こっているかを十分理解しています。これが「てんかん」発作との違いです。

(c) 睡眠麻痺

睡眠麻痺は、入眠時や起床時に、筋肉を動かそうとしても動かせない、声が出ないという状態です。いわゆる「金縛り」と呼ばれる現象です。睡眠麻痺は、カタプレキシーと異なり、人から刺激を与えられると症状が消失します。

ただ、健康な人でも金縛りを体験することは珍しくないので、睡眠麻痺はナルコレプシーだけの特徴ではありません。

(d) 入眠時幻覚

入眠時幻覚とは、布団に入ってウトウトしている時に出現する鮮明な現実感のある幻覚です。怪しい人間や奇妙な動物が侵入してきて危害を加えるというような幻覚が多いようです。浮遊感を覚えたり、幻聴が聞こえることもあります。

睡眠麻痺も入眠時幻覚も、レム睡眠が引き起こす症状だと考えられています。

なお、睡眠麻痺も入眠時幻覚もすべての患者さんに認められるわけではありません。また、覚醒時の脳波は正常ですが、入眠直後にレム睡眠が現れることが多いという特徴があります（Sleep Onset REM Period：SOREMP）。

その他の症状として、夜間睡眠障害がナルコレプシーの方の60～80％に現れます。昼間の眠気より、夜間の睡眠が分断されます。また、視覚障害が現れることがあります。眼瞼下垂、かすみ眼、複視（物が二重に見える）などです。さらに、不安、抑うつ、集中力減退、記憶障害、社会的引きこもりなどの精神症状が認められることもあります。

ナルコレプシーが疑われる場合は、1泊2日で入院してもらい、まず前夜に睡眠ポリグラフ検査（60ページ参照）を行って睡眠が十分にとれていることを確認してから、翌朝から反復睡眠潜時検査（62ページ参照）を実施します。

反復睡眠潜時検査では朝9時、11時、13時、15時、17時と5回眠ってもらって、ライトを消してから眠るまでの時間を計って診断基準に合致するかどうかを検討します。

「平均睡眠潜時」（消灯してから入眠までにかかった時間の平均）が「8分以内」、かつ「入眠後レム睡眠の出現」（入眠してから15分以内に出現するレム睡眠の回数）が5回の検査で「2回以上」の場合は、ナルコレプシーの可能性が高いと考えられます。

ナルコレプシーにはタイプ1とタイプ2があります。違いは(b)の情動脱力発作があるかどうかです。情動脱力発作があればタイプ1と診断されます。

◆治療法

ナルコレプシーに伴う日中の過度な眠気に対して、第1選択で使われるのが脳を覚醒させる中枢神経刺激薬モダフィニールです。それで日中の眠気は減り、QOL（生活の質）はかなり改善されます。

ナルコレプシー・タイプ1の原因は脳脊髄液中のオレキシン（神経が分泌するホルモンのひとつ）の神経伝達が低下するためと考えられており、根本的な治療法はまだ見つかっていません。アメリカ・スタンフォード大学では、オレキシンの機能を高めるような遺伝子治療などの研究が進められています。また、日本でもオレキシン受容体作動薬が開発されつつあります。

自然に治るケースも2〜3割はあると言われています。

2　特発性過眠症　Idiopathic Hypersomnia

◆**症例**　18歳女性

中学3年生の頃（3年前）から、1日7時間睡眠でしたが、授業中に眠っていました。高校入学後も7時間睡眠ですが、授業中の眠気が続き、試験中に眠ることも多くなりました。最近、昼間の眠気がひどくなり、病気ではないかと考えて当院を受診しました。

問診をしてみると、夜間の睡眠中、夢は時々見る程度で、居眠り中は夢を見ません。中学生の時に金縛りを1回経験しましたが、入眠時幻覚はありません。情動脱力発作も経験したことはありません。

ただ、夢を見て、誰かと喧嘩をして大声を出して目が覚めたことがあるそうです。入眠は良好ですが、朝は自分で起きられないため、家族に起こされています。

睡眠ポリグラフ検査（60ページ参照）とその翌日に反復睡眠潜時検査（62ページ参照）を施行しました。睡眠ポリグラフ検査は正常範囲でした。反復睡眠潜時検査では、平均睡眠潜時は4・8分でレム睡眠の出現は認められませんでした。

以上の結果から、ナルコレプシーは否定され、特発性過眠症と診断しました。

中枢神経刺激薬ペモリンを服用して、昼間の眠気は軽快しました。

◆症状・診断

ナルコレプシーと同じように、昼間の眠気と居眠りが主な症状です。ただし、ナルコレプシーよりも眠気は弱く、睡眠発作が起こることは多くはありません。しかし、いったん眠り込むと、目覚めるまでに1時間以上かかることもあります。

また、ナルコレプシーでは特徴的なレム関連症状と呼ばれる「情動脱力発作」「金縛り」「入眠時幻覚」はほとんどありません。また、この病気の患者さんには長時間睡眠も多いようです。目覚めの際はナルコレプシーと違い、爽快感はありません。目覚めること自体が困難で、無理に起こすと、時間や場所、人などの見分けがつかない見当識障害を起こすこともあります。

多くは10～20歳代の発症です。若年で、昼間の過剰な眠気を訴える患者さんのうち、ナルコレプシーと睡眠時無呼吸症ではないと判断された場合は、この病気が疑われます。

ナルコレプシーと特発性過眠症の鑑別診断は、反復睡眠潜時検査（62ページ参照）によって行います。反復睡眠潜時検査で、「平均睡眠潜時」（消灯してから入眠までにかかった時間の平均）が「8分以内」、かつ「入眠後レム睡眠（入眠してから15分以内に出現するレム睡眠の回数）が5回の検査で「1回以下」の場合は、特発性過眠症の可能性が高いと考えられます。

◆治療法

病気の原因はまだわかっていません。

中枢神経刺激薬のペモリンという薬を処方していますが、近々、特発性過眠症に対してもモダフィニールが保険適用になる可能性があります。

3 睡眠不足症候群 Insufficient Sleep Syndrome

◆**症例** 27歳女性

高校2年生の頃から5〜6時間睡眠で、授業中に眠って先生に注意されていました。大学時代も講義中によく眠っており、社会人になってからもデスクワーク中に眠ってしまうそうです。

金縛りや入眠時幻覚、情動脱力発作はありません。平日の睡眠時間は6時間で、休日には10時間も眠ってしまうとのこと。昼間の過度の眠気に関して、勤務先の上司と相談して総合病院を受診。そこで簡易型睡眠検査を行い、睡眠時無呼吸症は否定されました。

過眠症の鑑別診断の目的で当院を紹介されて受診しました。

睡眠ポリグラフ検査（60ページ参照）とその翌日に反復睡眠潜時検査（62ページ参照）を施行。睡眠ポリグラフ検査は正常。反復睡眠潜時検査では平均睡眠潜時が12・1分でした。客観的な眠気は認められず、睡眠不足症候群と診断。睡眠時間を毎日7〜8時間とるように指導しました。

◆症状・診断

「いくら眠っても寝足りない」「眠れる時には何時間も眠っている」という状態は、慢性の睡眠不足によるもので、睡眠不足症候群と呼ばれます。

いわゆる「睡眠不足」で、日中の過眠の原因としては最も多いものです。

眠気は週の前半よりも後半に強い傾向があります。

たとえば、平日は5時間しか眠れず、休日には8〜9時間眠るという人も少なくないでしょう。このように、平日に比べて、休日の睡眠時間が2時間以上長い人は睡眠不足症候群の可能性が高いことになります。

過眠症状を訴える方の場合は、睡眠ポリグラフ検査（60ページ参照）、反復睡眠潜時検査（62ページ参照）を行って、ナルコレプシーや特発性過眠症、睡眠時無呼吸症、周期性四肢運動異常症などが除外されれば、睡眠不足症候群と診断します。

◆治療法

睡眠時間を十分にとる以外に治療法はありません。睡眠の質が悪いことが原因ではなく、あくまでも睡眠の量の問題です。

1日や2日では解消されないこともあるので、最低2週間は1日6〜7時間の睡眠をとるように指導します。

4 睡眠時無呼吸症

↓第3章の中途覚醒の2を参照（97ページ）

◆症例（ナルコレプシーのタイプ2と睡眠時無呼吸症の合併例） 34歳男性

高校1年生の頃から睡眠時間を十分とっているにもかかわらず、午前中の授業から眠っていて先生に注意されていました。大学卒業後、社会人となってデスクワークをしていましたが、仕事中に眠ってしまい、上司からよく注意されていました。こうしたことが続いて、3年後に仕事がうまくいかなくなり、うつ状態になって退職しました。

実家に戻り、6年後に2つ目の会社に入社しました。何とか仕事はできていましたが、昼間の眠気が続いていたため、病気ではないかと思って当院を受診しました。

大学時代に金縛りが月に2、3回出現していました。入眠時幻覚（入眠時に誰かが部屋に入ってくる感じがする）は現在も半年に1回程度経験しています。情動脱力発作はありません。

睡眠ポリグラフ検査（60ページ参照）を施行したところ、無呼吸・低呼吸指数が1時間あたり24回で、中等症の睡眠時無呼吸症と診断しました。

さらに、この睡眠ポリグラフ検査の結果で、入眠後からレム睡眠の出現する時間（レム睡眠潜時）が2分で、SOREMP（127ページ参照）が認められたため、ナルコレプシーも疑われました。通常は、入眠後からレム睡眠出現は90～120分くらいです。

持続陽圧呼吸療法（CPAP）の圧を設定して治療を開始。その後、CPAP治療を行って睡眠の量と質が問題ないことを確認した後、睡眠ポリグラフ検査を行い、翌日に反復睡眠潜時検査を施行しました。

反復睡眠潜時検査では、平均睡眠潜時2・4分で、レム睡眠出現が4回の検査中2回認められました。

以上の結果から、睡眠時無呼吸症とナルコレプシー・タイプ2の合併と診断しました。

CPAP治療とモダフィニール服用で、仕事中の眠気は軽快しました。

5　周期性四肢運動異常症

→第3章の中途覚醒の3を参照（111ページ）

6　むずむず脚症候群

→第3章の入眠困難の2を参照（81ページ）

7　外傷後過眠症　Posttraumatic Hypersomnia

◆症例　13歳女性

小学5年生の時に、自転車に乗っていて車と衝突し、脳外傷・右脚負傷で大学病院へ入院。退院後に記憶障害が出現し、高次脳機能障害と診断されました。

交通事故後から昼間に過度の眠気が現れるようになりました。さらに、中学1年生になり、教室や廊下に出ようとした時や体育館から教室へ戻ろうとした際に、突然転倒することがありました。この突然の転倒の原因を診断するため、総合病院の神経内科を受診しました。脳波検査では「てんかん」は否定されました。金縛り、入眠時幻覚、情動脱力発作はありません。

学校で午後からの眠気が持続しているため、検査の目的で当院を紹介されて受診しました。睡眠ポリグラフ検査（60ページ参照）と反復睡眠潜時検査（62ページ参照）を施行。睡眠ポリグラフ検査では異常は認められませんでした。反復睡眠潜時検査では平均睡眠潜時が4・3分で客観的な眠気が認められましたが、レム睡眠の出現は認められませんでした。交通事故後から過度の眠気が出現していることから、外傷後過眠症と診断し、ペモリンを処方しました。

◆症状・診断

交通事故などで頭を打ったことなどがきっかけになり、過眠症状が出ることがあります。これは外傷後過眠症の可能性があります。あまり知られていない病気ですが、実際に交通事故に遭ってから眠気が強くなったという潜在患者はかなりいると思います。

整形外科や内科の医師も交通事故のせいだとは考えませんし、脳のCTなどを撮っても病気は見つかりません。おそらくオレキシンの神経細胞が損傷を受けているのだと推測できますが、それは画像検査ではわかりません。また、2019年6月のアメリカ睡眠学会（サン・アントニオ）における発表で、視床と大脳皮質を連結している神経の障害により外傷性脳障害が引き起こされるという報告がありました。

しかし、過眠症状の原因が本当に交通事故なのかどうかを証明するのは難しく、損害保険会社との間で裁判になるケースも少なくありません。反復睡眠潜時検査（62ページ参照）を行うと、特発性過眠症と同じような検査パターンを示します。

◆**治療法**

中枢神経刺激薬ペモリンを服用すると昼間の眠気は改善しますが、過眠症状は長く続くことも少なくありません。

ただし、まだ患者さんの数が少なく、自然治癒するのかどうかは不明です。

8　薬剤性過眠症　Drug-induced Hypersomnia

◆**症例**　40歳女性

4年前に精神科クリニックでうつ病と診断され、薬物療法（パロキセチン、フルボキサミンマレイン酸塩、マプロチリンという3種類の抗うつ薬と非ベンゾジアゼピン系の睡眠薬ゾルピデム）を受けていました。

最近、昼間の過度の眠気が出現。特に、朝の通勤中に強い眠気を自覚しています。金縛り、入眠時幻覚、情動脱力発作は自覚していません。眠気は午前中に強く、午後からは軽くなります。

睡眠ポリグラフ検査（60ページ参照）とその翌日に反復睡眠潜時検査（62ページ参照）を施行。睡眠ポリグラフ検査では昼間の眠気と関連する微小覚醒反応が認められましたが、その他の異常は認められませんでした。反復睡眠潜時検査では、平均睡眠潜時は8・1分で軽度の客観的眠気があることがわかりました。そして、眠気は特に午前中に強く、午後には認められませんでした。

このことから、夜に服用するフルボキサミンマレイン酸塩（半減期9～14時間）の服用が翌日の眠気に関連していると診断し、薬剤を変更するように説明しました。

◆症状・診断

うつ病などの治療に使われる精神病薬、アレルギー疾患の治療に使われる抗ヒスタミン薬を飲んでいると、その副作用として過眠症状が起こることがあります。市販の風邪薬でも抗ヒスタミン薬と同じような成分が入っているものもあります。

◆治療法

抗ヒスタミン薬を服用しているのであれば、眠気の少ない第2世代の新しい抗ヒスタミン薬に替えます。

精神病薬を飲んでいる人は、主治医に相談してみてください。

9 反復性（周期性）過眠症（クライン・レヴィン症候群）

Recurrent Hypersomnia (Klaine-Levin Syndrome)

◆症例　11歳男性

7か月前から、「ぼんやり」するような意識減衰状態に親が気づいていました。8日間ほどぼんやりした状態が続き、その後はスイッチがOFFからONになったように普段の生活に戻ります。

こうした断続的な眠気が9回繰り返されたそうです。

1回のエピソードの持続は7～8日で、それが2～3週間ごとに出現しています。大学病院の小児科を受診し、睡眠専門医療機関を希望されたため、検査目的で当院を紹介されて受診しました。

睡眠ポリグラフ検査（60ページ参照）と反復睡眠潜時検査（62ページ参照）を施行しましたが、検査を行った日は眠気が出現していない時期だったため、客観的眠気は認められなかったものの、臨床症状から反復性（周期性）過眠症と診断しました。

治療は、眠気が出現する時期にモダフィニールを服用するよう指導しました。

◆症状・診断

稀な病気で、発症はほとんどが10歳代です。

強い眠気を感じる時期（傾眠期）が3日から3週間続きます。傾眠期はほぼ1日中寝ているような状態ですが、食事と排泄は自分で行うことができます。

起こせば患者さんは目覚めますが、その時の反応は鈍く、もうろうとしています。その後は自然に回復して症状がなくなりますが、そうなってからも、周期的に傾眠期を繰り返します。

傾眠期は突然起こることもありますが、感染、ストレス、不眠、飲酒などが原因となっていることも少なくありません。

傾眠期が始まる前に、頭重、倦怠感、離人感（自分の生活を外から観察しているように感じること）を訴える時期が2～3日続くこともあります。

傾眠期に過食や、それに加えて性欲亢進や攻撃性などの精神症状が現れるものは、クライン・レヴィン症候群と呼ばれます。男性に圧倒的に多い病気です。

診断のポイントは次の通りです。

・3日～3週間続く傾眠期が繰り返して現れる。
・傾眠期にも食事と排泄を自力で行える。
・傾眠期が終わると完全に無症状である。

過眠症状のあるうつ病との見分けがつかない場合もありますが、うつ病に比べると傾眠期が短いという点が診断のヒントになります。

◆**治療法**

中枢神経刺激薬ペモリンを服用することで、眠気はある程度改善します。

ただし、傾眠期の傾眠症状に対しては有効な治療法はありません。

10 季節性うつ病

Seasonal Depression

◆症状・診断

うつ病では一般に不眠症状が現れます。しかし、秋から冬にかけてうつ状態が悪化するような季節性うつ病（季節性感情障害）の人は、昼間に眠気を起こすことがあります。つまり、うつ病では不眠症を合併しますが、季節性うつ病の場合は過眠症も起こすということです。

季節性うつ病は、秋から冬に起こります。光を浴びなくなることで、気分的に落ち込むのです。

季節性うつ病は、生体リズムの障害にも起因していると考えられます。秋から冬にかけてうつ状態になりますが、春になると自然に回復します。

高緯度地域での発病が多く、女性に圧倒的に多いとされています。過眠のほかに、抑うつ症状や過食、体重増加などの症状も認められます。

原因として、日照不足によって生じる生体リズムの異常、メラトニンの分泌パターンの異常があるとする報告もあります。

◆治療法

高照度光療法が用いられることもあります。これは、1日のうちのある時間帯に数十分から数時間、2000〜2500ルクスの高照度の光を照射する治療法です。

第5章

睡眠障害の治し方〈3〉

睡眠中の異常行動

睡眠中の異常行動（睡眠時随伴症）とはどういうものか

眠っている時に、無意識にさまざまな行動を起こすケースがあります。そして、目覚めた時は、そのことを記憶していない場合も少なくありません。

睡眠中に起こる異常行動のことを「睡眠時随伴症」と呼びます。

睡眠時随伴症は、ノンレム睡眠中の異常行動とレム睡眠中の異常行動に分けられます。前者では、特に子どもに見られる睡眠時遊行症や睡眠時驚愕症、悪夢障害などがあります。錯乱性覚醒と睡眠時遊行症、睡眠時驚愕症はほぼ同じような病態です。

一方、後者の代表は高齢者に多いレム睡眠行動異常症です。

ノンレム睡眠中の異常行動とレム睡眠行動異常症の違いは、前者は深い眠りに入っているため、周囲の人が異常行動を止めようとしても言うことをまったく聞きませんが、後者では「やめなさい」「何をしているんだ」と言うとパッと目を覚まします。

睡眠時随伴症はねぼけなど誰もが経験するものもありますが、一方では睡眠中の異常行動が重大な犯罪につながることもあります。

ノンレム睡眠中の異常行動の診断と治療

1 錯乱性覚醒 Confusional Arousal

◆症例 12歳男性

4年前(8歳2か月)に発熱して昼寝をしていた時に、突然、突進するような行動が出現したため、A病院小児科を受診しました。この症状は10分ほどで治まりました。

8歳7か月で、やはり発熱で昼に眠っている時に起きて変なことを話し出したそうです。8歳8か月時には、発熱で眠っている際に再び異常行動が現れたため、A病院を受診。脳波検査では異常は認められませんでした。

11歳の時、インフルエンザA型に罹患した際、睡眠中に突然起き上がって異常行動が現れたため、A病院へ入院します。入院中の脳の検査では異常は認められませんでした。

12歳の時、夕方38・8度の発熱によって眠っていた際に、急に暴れ出し、10分後には症状が治まりました。翌日、A病院を受診し、睡眠障害を疑われ、当院を紹介されて来院しました。

睡眠ポリグラフ検査（60ページ参照）を施行。深い睡眠（ステージN3）から覚醒に移行する時に、起き上がって周囲を見回す行動が2分間出現しました。

この結果、錯乱性覚醒及び発熱関連錯乱性覚醒と診断しました。

特別な治療は行わず、年齢が高くなれば症状は自然に軽快すると説明しました。

◆症状・診断

錯乱性覚醒というのは、いわゆる「寝ぼけ」です。はっきりと目が覚めず、ぼーっとしたような感じで起きて、意識障害を起こすものです。何らかの原因で十分に覚醒できないために異常行動を起こします。

睡眠には脳が休むノンレム睡眠と身体が休むレム睡眠が90分サイクルで現れ、普通は浅い睡眠から深い睡眠へ移行し、また浅い睡眠に戻ります。このサイクルの中で、深いノンレム睡眠から急に目覚めた、あるいは目覚めさせられた時に起こることが多く、その状態

図5-1 ノンレム睡眠からの覚醒障害

	錯乱性覚醒	睡眠遊行症	睡眠時驚愕症
家族内発症	+	+	+
年齢（頻度%）	小児（17.3%）	小児（17%）	小児（1～6.5%）
一晩の中での発現時期	前半1／3	前半1／3	前半1／3
一晩の頻度（回）	1	1	1
持続時間（分）	0.5～10	2～30	0.5～10
発現睡眠段階	徐波睡眠	徐波睡眠	徐波睡眠

『睡眠の生理と臨床』（神山潤著／診断と治療社）より

が数分から、長い場合は何時間も続くことがあります。これは、錯乱性覚醒や後述する睡眠時遊行症、睡眠時驚愕症に共通した病態です（図5－1）。

夜間の前半部～中間部のノンレム睡眠からの不十分な覚醒時に頻発します。ノンレム睡眠時に覚醒の刺激を受けたものの、頭が十分に起きていない状態の時に認められ、眼は開いていますが、脳波はノンレム睡眠の1、2の段階にあります。

そのため、自分がいまどこにいるのか、何をしているのかという状況が認識できず、精神的に混乱します。寝ぼけている最中のことを自分ではほとんど記憶していません。

親や横で寝ているパートナーが観察して、

夜中に異常な行動をするということで受診するケースがほとんどです。睡眠ポリグラフ検査（60ページ参照）をして、異常行動はノンレム睡眠時に起こるのか、レム睡眠時に起こるのかを見て診断します。

ひと晩に何度も起こるような場合は、前頭葉てんかんの可能性を疑う必要もあります。

◆**治療法**

脳が未熟な幼児期から学童期の前半に起こりやすく、多くは思春期までには自然治癒します。頻度や程度が著しい場合には、少量の抗不安薬を就寝前に使用します。三環系抗うつ薬を使う場合もあります。

2 睡眠時遊行症 Sleepwalking

◆**症例** 22歳男性

2か月前に友人と旅行へ行った際に、眠って1時間後に横で寝ていた友人の頭をつかんだそうです。患者本人はそのことを記憶していません。

下宿先でも、夜間に無意識に皿を洗っていたり、入眠時に着ていたパジャマが翌日起床時には外出着に変わっていることがありました。

また、実家では、夜間睡眠中に布団から出てトイレで眠っていたことがありました。家族から睡眠障害ではないかと指摘され、当院を受診しました。

睡眠ポリグラフ検査（60ページ参照）を施行。レム睡眠行動異常症で認められる特徴的な所見であるレム睡眠時の筋肉の動き（REM sleep without atonia：RWA）は認められませんでした。これにより、レム睡眠行動異常症は否定されました。また、無呼吸・低呼吸指数は1時間あたり8・1回で、軽症の睡眠時無呼吸症が認められたものの、臨床的に考えて、この患者の夜間異常行動は睡眠遊行症によるものと診断しました。

特別な治療はありません。十分な睡眠時間を確保して、アルコールなどを摂取しないように指導しました。

◆症状・診断

俗に言う夢遊病です。

眠っている時に突然起きて、意識のない状態で歩き回ったり、トイレと間違えて物置などで放尿をしたりします。無意識のまま外に出てしまうという例もあります。呼びかけなど、周囲からの刺激には反応しません。窓やドア、壁、ガラス製品などで怪我をしがちです。睡眠の最初の3時間以内に起こることが多く、エピソードは30分以内（多くは15分以内）に終わります。最初は5歳前後に起こることが多く、12歳頃に頻度が最も多くなります。

睡眠ポリグラフ検査（60ページ参照）を行うと、深いノンレム睡眠期から起こることがわかります。ただし、自宅では毎日エピソードを起こしても、検査室では起こらないことも少なくありません。

ひと晩に何度も起こるような場合は、前頭葉てんかんの可能性もあります。

◆治療法

脳が未熟な幼児期から学童期の前半に起こりやすく、多くは思春期までには自然治癒します。頻度が少ない場合には、特に治療はしません。

異常行動を起こしている時にはなるべく触らないようにします。

不安から起こることが多く、そうした誘因がある場合は、それらを取り除くようにします。そして、しっかりと睡眠をとることが大切です。

頻度や程度が著しい場合には、少量の抗不安薬を就寝前に使用します。三環系抗うつ薬を使う場合もあります。

3 睡眠時驚愕症 Sleep Terrors

◆症例　10歳女子

小学2年生の1学期、毎日22時頃に入眠し、3時頃まで「もういやー」「やめろー」などと大声で叫んでいることを親が観察しています。大声を発している時には、下肢を蹴っていることが多いそうです。3時頃から7時頃までは静かに眠っていますが、朝はいつも母親が起こしています。夜尿はなく、昼間の眠気も自覚していません。

2学期になり、「学校へ行きたくない」と言ったため、発達支援センターに連絡し、そこから当院受診を勧められて来院しました。

睡眠ポリグラフ検査（60ページ参照）を施行。レム睡眠中の筋活動（RWA）は認められませんでした。臨床的に睡眠時驚愕症と診断しました。

大声を出すこと以外、睡眠中の生理的異常はなく、時間が経てば改善していくものと説明しました。

◆症状・診断

夜中に突然起きて、大きな声で泣いたり叫んだりします。子どもだと夜泣きをします。特徴は「叫び声」で、目を見開き、顔は恐怖で引きつります。また、多量の汗を流して呼吸が荒くなるなど、自律神経症状も伴います。睡眠の前半3分の1に起こることが多く、エピソードは10分以内（多くは5分以内）に終わります。

睡眠ポリグラフ検査（60ページ参照）を行うと、深いノンレム睡眠期から起こることがわかります。ただし、自宅では毎日エピソードを起こしても、検査室では起こらないことも少なくありません。

ひと晩に何度も起こるような場合は、前頭葉てんかんの可能性もあります。

錯乱性覚醒、睡眠時遊行症、睡眠時驚愕症による異常行動は、時に犯罪につながることもあり、実際に世界中でさまざまな事件が起こっています。遺伝的素因も関係することが報告されています。

◆治療法

5〜7歳頃に発症しやすく、多くは思春期までには自然治癒します。頻度が少ない場合には、特に治療はしません。

異常行動を起こしている時にはなるべく触らないようにします。

不安から起こることが多く、そうした誘因がある場合は、それらを取り除くようにします。そして、しっかりと睡眠をとることが大切です。

頻度や程度が著しい場合には少量の抗不安薬を就寝前に使用します。三環系抗うつ薬を使う場合もあります。

4 睡眠時無呼吸症に伴った異常行動

（偽性レム睡眠行動異常症）

Pseudo RBD

◆症例　85歳男性

25年前から睡眠中に大声を出したり、上肢・下肢を動かしていることを家人から指摘されていました。

最近、これらの夜間異常行動の頻度が多くなり、近所の脳神経外科クリニックを受診したところ、睡眠障害と診断され、検査の目的で紹介されて来院しました。

睡眠ポリグラフ検査（60ページ参照）を施行。無呼吸・低呼吸指数が1時間あたり29回で、中等症の睡眠時無呼吸症と診断しました。

しかし、レム睡眠時の筋活動（RWA）は認められなかったため、偽性レム睡眠行動異常症（睡眠時無呼吸症による無呼吸がきっかけになって異常行動を起こす病態）と診断しました。

持続陽圧呼吸療法（CPAP）を開始したところ、夜間異常行動は消失しました。

◆症状・診断

睡眠時無呼吸症の臨床症状のひとつとして異常行動があります。

特に、小児の睡眠時無呼吸症では、落ち着きがない、多動、攻撃的な性格になるなどの異常行動を引き起こすこともあります。

睡眠時無呼吸症に伴う異常行動は偽性レム睡眠行動異常症（Pseudo RBD）と言い、呼吸イベント再開時の中途覚醒時に、後述するレム睡眠行動異常症に似た症状を起こすことがあります。深い眠りの際に無呼吸になり、気道が閉塞すると不十分な覚醒を起こすために異常行動をとるのです。
また、睡眠時無呼吸症が重大な交通・運輸事故につながった例も多数あります。

◆治療法
CPAPなど睡眠時無呼吸症の治療を行います。

5 睡眠関連摂食障害

→第3章の中途覚醒の6参照（118ページ）

◆症例 48歳男性
23歳で社会人となった頃から、睡眠中に覚醒して無意識に何かを食べるようになりました。夕食はしっかり食べていますが、夜間睡眠中に夕飯の残り物を食べたり、ラーメンを自分でつくったり、冷凍食品を生のまま食べてしまうことがあります。夜間の摂食は毎日のことで、毎晩2、3回食べています。それで満腹となり、朝食は食べられません。

23歳の時には62kgだった体重は、25年後の現在、76kgと14kg増加。近所の精神科クリニックを受診したところ、睡眠障害の疑いで検査のために紹介されて来院しました。

睡眠ポリグラフ検査（60ページ参照）を行ったところ、その夜、レム睡眠直後に覚醒した後、持参していたスナック菓子を4回摂食。睡眠関連摂食障害と診断しました。治療は、抗てんかん薬トピラマート、メラトニン受容体に作用するラメルテオン、抗うつ薬セルトラリンを処方し、症状は軽快しました。

6 薬剤性の夜間異常行動 Drug-induced Parasomnia

◆症例 73歳女性

2週間前、起床時に掛け布団のないことに気づきました。冷蔵庫の扉がガムテープで塞がれていて、その冷蔵庫の中に掛け布団が入っていました。

また、その翌朝、あまり付き合いのない隣人から「玄関先にあなたから野菜炒めが届いていた」と指摘されました。

現在、かかりつけ医から非ベンゾジアゼピン系の睡眠薬ゾルピデム10㎎を処方されています。睡眠障害を疑われ、検査の目的で紹介されて当院を受診しました。

睡眠ポリグラフ検査（60ページ参照）を施行したところ、レム睡眠時の筋活動（RW

A）は認められませんでした。

ゾルピデム服用による夜間異常行動と診断しました。ゾルピデムは一過性健忘やせん妄などの副作用への注意が必要です。薬剤を同じ非ベンゾジアゼピン系の超短時間作用型のゾピクロン（80ページ図3－2参照）に変更したところ、それ以後、夜間異常行動は消失しました。

◆症状・診断

超短時間作用型の睡眠薬でゾルピデムという薬があります。半減期は2時間です。高齢者などがこの薬を飲むと、夜中に異常行動を起こすことがあります。

◆治療法

睡眠薬を半減期の少し長い別の薬剤に変更します。

レム睡眠中の異常行動の診断と治療

1 レム睡眠行動異常症 REM Sleep Behavior Disorder

◆**症例** 61歳男性

1年ほど前から、犬に追われた夢を見てベッドから転落したり、サッカーをしている夢を見て壁を蹴ったりしていました。さらに、大声を出したり、横に寝ている妻を叩いたりしたこともありました。ベッドから転落する危険があるので、現在は床に布団を敷いて寝ています。

4〜5年前から妻に嗅覚が鈍くなったことを指摘されていました。夜間異常行動の頻度が多くなったため、当院を受診しました。

睡眠ポリグラフ検査（60ページ参照）を施行したところ、レム睡眠時の筋活動（RW

A）の出現が認められました。また、においスティックによる嗅覚検査（OSIT－J）によって客観的な嗅覚低下が認められました。この2つの特徴的な所見から、レム睡眠行動異常症と診断しました。

治療はクロナゼパムの服用です。これにより夜間異常行動は消失しました。

◆症状・診断

睡眠中に、人を殴ったり、跳んだり、叫んだり、ベッドから突進したりする行動を起こします。この行動は、夢の内容と関連しています。

レム睡眠中はストーリー性のある夢を見るのですが、普通は夢を見ても脳から筋肉へ行く神経伝達は抑制されており、行動には移されないようになっています。

ところが、レム睡眠行動異常症の患者さんは、その神経伝達の抑制がなくなっており、行動に移してしまうのです。ですから、誰かと喧嘩をしている夢などを見ると、実際に隣で寝ている人を蹴ったりしてしまいます。

しかし、錯乱性覚醒や睡眠時遊行症、睡眠時驚愕症とは違い、その行動が殺人にまでエスカレートすることはまずありません。たとえば、隣にいる人を蹴った時に、相手から

「何をするの！」などと言われると、パッと目が覚めるからです。これが特徴です。

症状はレム睡眠時、特に就寝90分後と睡眠の後半部に出現します。

症状の頻度は、多くは週に1回程度ですが、稀に数日間連続してひと晩に4回ほど現れることもあります。医学的に問題なのは、この行動による障害が患者さん本人とベッドパートナーに及ぶことです。

この病気を促進する因子は加齢です。典型例は60歳くらいに発症して年齢とともに進行しますが、症状は徐々に安定してくるケースもあります。

睡眠中に暴力行為を起こす人の割合は、15～100歳の人への聞き取り調査から2％と報告されています。このうち、レム睡眠行動異常症による暴力行為は、4分の1の0・5％と考えられています。患者さんの90％は男性で、50歳以上です。

パーキンソン病患者さんの25％がレム睡眠行動異常症を疑わせる症状を起こします。睡眠ポリグラフ検査（60ページ参照）を使った検討では、睡眠障害を訴えるパーキンソン病の患者さんの47％がレム睡眠行動異常症であると報告されています。

レム睡眠行動異常症の60％は特発性（他の病気と関連がない症例）で、残りの40％が神経変性疾患（パーキンソン病や脳の神経細胞が減少するレビー小体型認知症など）、くも膜下出血、脳血管障害、多発性硬化症、脳幹腫瘍のような神経疾患と関連しています。

この病気の人の20～30％が将来、パーキンソン病やレビー小体型認知症になると言われています。特に、レビー小体型認知症になる10年くらい前にレム睡眠行動異常性が出現すると言われています。また、ナルコレプシーの患者さんに合併することが多いとも報告されています。しかし、当院での経験では、この患者さんでパーキンソン病やレビー小体認知症に進展した割合は、数パーセントで多くはありません。

また、私たちの検討では、レム睡眠行動異常症の患者さんでは、時に嗅覚低下を合併することがわかっています。これもパーキンソン病と共通する症状です。

問診では「最近、においがわからないことがありませんか？」と聞いています。ただし、本人はわからないことも多く、レム睡眠行動異常症の疑いがある場合は、においスティック（ＯＳＩＴ－Ｊ）という嗅覚を客観的に調べる検査を行います（12個のにおいで判別）。

レム睡眠行動異常症の特徴は、睡眠ポリグラフ検査中、レム睡眠時に筋肉が動くことです（REM sleep without atonia：ＲＷＡ）。通常はレム睡眠の時には筋肉は動きません。ですから、レム睡眠中の筋電図の活動の増強、また夢を見ている状態と関連した筋肉の活動性がレム睡眠行動異常症の診断のポイントになります。

◆治療法

薬物療法としては、抗てんかん薬・筋弛緩薬のクロナゼパムを投与すると、90％の患者さんに効果が認められます。ただし、慢性閉塞性肺疾患、腎機能障害、肝障害、閉塞性緑内障の方には使用できません。

クロナゼパムで良くならない場合は、メラトニンまたはメラトニン受容体作動薬を使います。

また、睡眠中の環境（寝室）の安全性を確保することが大切です。

2　反復性孤発性睡眠麻痺　Recurrent Isolated Sleep Paralysis

◆症例　35歳男性

2年前から、喜んだり、悲しんだり、驚いた時に顔が引きつって笑えない感じになり、左膝に力が入らない状態が現れています。いわゆる「金縛り」です。

また、入眠時に誰かが部屋に入ってきたり、女性が見えたりしていますが、その時に声を出そうとしても声が出ません。

昼間の眠気は自覚していません。病気ではないかと思い、当院を受診しました。睡眠ポリグラフ検査（60ページ参照）を施行。無呼吸・低呼吸指数は1時間あたり8・3回で、軽症睡眠時無呼吸症が認められました。一方、レム睡眠時の筋活動は認められませんでした。

昼間の過度の眠気は認められないことから、ナルコレプシーではなく、反復性孤発性睡眠麻痺と診断。レム睡眠を抑制する抗うつ薬クロミプラミンを服用して、症状は軽快しました。

◆症状・診断

睡眠麻痺は、いわゆる金縛りです。寝はじめた時や眠りから覚醒する時に、身体や四肢、頭が動かせない、または話せない状態になることです。

金縛りはナルコレプシーの症状のひとつでもありますが、昼間の眠気がなくて睡眠麻痺だけが頻回に出る場合は、反復性孤発性睡眠麻痺という診断になります。

金縛りはレム睡眠時に起こり、睡眠ポリグラフ検査（60ページ参照）を行うと、筋肉の活動が認められます。

◆治療法

検査をして他の病気が否定され、金縛りが頻回にある場合は、抗うつ薬のクロミプラミンを処方します。

3 悪夢障害

↓第3章の中途覚醒の5参照（116ページ）

第6章

睡眠障害の治し方〈4〉

睡眠相の昼夜逆転

睡眠相の昼夜逆転（概日リズム睡眠障害）とはどういうものか

前にお話したように、地球の1日の自転周期は24時間ですが、私たちの体内時計は1日24時間11分〜約25時間になっており、ギャップがあります。

私たちの身体には精密な体内時計があり、この時計の分子機構によって時を刻んでいます。その仕組みは、脳の中の視交叉上核を構成する細胞の核を時計遺伝子によってつくられるタンパク質が出入りする満ち引きのサイクルによって24時間が決められています。

このタンパク質が細胞内にたまり、一定量を超えて細胞核に入ると、タンパク質合成が停止します。その後、このつくられたタンパク質は時間が経つと自然に分解されて減少し、再び合成が開始されます。この繰り返しが24時間を規定しています。

私たちは通常、適切な睡眠習慣とともに、朝明るい光を浴びたり、朝食を食べたりしてこのずれを調整しています。

しかし、何らかの原因でこのずれを修正できずに、睡眠・覚醒リズム（体内時計）と地球の昼夜（明暗）のサイクルが一致しなくなった時に起こるのが、睡眠相の昼夜逆転（概日リズム睡眠障害）です。

この状態が続くと、望ましい時刻に入眠し、覚醒することができなくなってきます。また、無理に外界の時刻に合わせて覚醒しても、眠気や頭痛、倦怠感、食欲不振などの不調が現れてきます。

概日リズム睡眠障害はいくつかのタイプに分かれます。時差ボケ（時差型）、不規則な交代勤務（交代勤務型）、就寝時刻と起床時刻が遅い時間帯にずれる生活（睡眠相後退型）などがあります。

このうち時差型・交代勤務型は人為的・社会的な理由によって、体内時計を短期間にずらさなければならない場合に起こります。一方、睡眠相後退型（睡眠相後退症候群）は生活習慣の乱れなどから起こる体内時計の調節障害です。

いずれにしても、睡眠時間帯が日中にずれ込んでしまうと、昼間の強い眠気、集中力の低下、倦怠感などに苦しむことになります。

睡眠相の昼夜逆転の診断と治療

1 時差障害（時差ボケ） Jet Lag

◆症例 64歳男性（医師）

学会出張のため、夕方のフライトで日本からボストン（アメリカ東部）へ向かいました。ボストン到着後に夜間入眠困難となり、学会中の眠気・集中力低下を経験しました。ボストン滞在後、4～5日で症状は軽快しました。1週間後に帰国しましたが、帰国後はこれらの症状は改善していました。

東回りの海外旅行で、現地の時間と生物時計が適応できず、帰国後は睡眠障害が改善していることから時差障害と診断しました。

今後の対策として、日本出発前1、2日間はいつもより1時間早く起床するように説明しました。飛行機に乗った後はメラトニン製剤（ラメルテオン）半錠（4mg）を服用し、現地到着後は昼間にできるだけ日光を浴び、夜もラメルテオン半錠を服用するよう指導しました。

◆症状・診断

時差のある地域にジェット機により短時間で移動すると、体内時計は現地の昼夜の周期に対応して体内時計を同調させます。しかし、体内リズムが現地時刻に同調するには、本来、数日から2週間を要します。その間に、不眠や日中の眠気、集中力の低下、疲労感、食欲低下など、身体の不調などの症状を起こすのが「時差ボケ」です。

時差5時間を超える飛行機による旅行を行った場合、1～2日後にほとんどの人に現れる症状です。特に、日本からアメリカへ行く時など、西から東へ移動した場合のほうが症状は強くなりがちです。

◆治療法

時差のある地域に1週間以上滞在する場合に、時差ボケを最小限にするためには、睡眠、活動、食事のタイミングなどをできるだけ早く現地時間帯に合わせることが大切です。

時差障害の症状は、数日以内には解消します。ただし、飛行後2週間以上にわたって時差症状が続く場合は、その他の睡眠障害の合併や移行の可能性もあるので、専門医を受診しましょう。

超短時間作用型の非ベンゾジアゼピン受容体作動薬や、メラトニン受容体作動薬などの薬剤が効果的な場合もあります（80ページ図3－2参照）。

2 社会的時差ボケ Social Jet Lag

◆症状・診断

普段は忙しく睡眠が十分とれないビジネスマンなどの方は、休日の朝寝坊や休日前の夜更かしをしがちです。

この平日と休日の睡眠の長さの違いによっても、時差ボケが起こることがあります。これが、社会的時差ボケです。

たとえば、平日は夜12時に寝て朝6時半に起きる人の場合、その中間時刻は午後3時15

分頃になります。ところが、休日や週末は、普段の睡眠不足を取り戻そうと、昼頃まで寝ている人が少なくありません。夜1時頃に寝て朝9時頃に起きると、中間時刻は午後5時頃になり、平日との時差が1時間45分～2時間になって睡眠相がずれます。

それをきっかけに体内時計が乱れ、日中の眠気がとれない、だるい、頭が重いといった時差ボケに似た症状が起こるようになります。

社会的時差ボケは、高齢になるほど減少します。若い人に多く、社会的生活が引き起こす日常的なプチ時差ボケと言えるでしょう。しかし、その状態が続くと、睡眠負債が蓄積してさまざまな健康被害を引き起こすようになるので、気をつけなければなりません。

特に、ＢＭＩ（肥満指数）が29以上の肥満者では、社会的時差ボケが大きいほどＢＭＩが高くなる（肥満度が上がる）傾向があります。一方、やせ型の人では影響は少ないようです。

社会的時差ボケは、ＨＤＬコレステロール（善玉コレステロール）の低下、中性脂肪の増加、インスリン抵抗性の増加、肥満と関係するとの報告があります。

特に肥満者では、社会的時差ボケを起こさないように気をつける必要があります。

2時間以上の社会的時差ボケが慢性化すると、抑うつ状態になる恐れもあります。

◆治療法

人は「寝だめ」をできないことが証明されています。平日と休日・週末の就寝時刻と起床時刻の差をなくすことが必要です。最低でも起床時間は2時間以上ずらさないようにしましょう。

睡眠不足の人は、朝寝坊よりも、短い昼寝をとることをお勧めします。

重症の場合は、超短時間作用型の非ベンゾジアゼピン受容体作動薬や、メラトニン受容体作動薬などの薬剤が効果的な場合もあります（80ページ図3－2参照）。

3 睡眠相後退症候群 Delayed Sleep-Wake Phase Disorder

◆症例　14歳女性

2年前、中学入学後から生活が昼夜逆転となって朝起床できなくなり、学校へ行かなくなりました。夜中の2～3時に就寝して、入眠に1時間ほどかかり、入眠後は2、3回覚醒して翌朝10時頃に起きます。起床困難が続くため、当院を受診しました。

アクチグラフィ検査（57ページ参照）を施行。就寝は1～3時頃で、起床は10～12時頃。

睡眠中、夜間中途覚醒は認められませんでした。睡眠相後退症候群と診断。

治療は光療法と薬物療法を行いました。起床後に30分間の光暴露を行い、就寝5時間前（19時頃）にメラトニン製剤ラメルテオン8mgを服用するようにしたところ、就寝23時、起床9時の生活ができるようになりました。

◆症状・診断

深夜にならないと寝つけず、翌日は昼頃まで起きられないという睡眠パターンが固定した状態が続いている場合、「睡眠相後退症候群」と診断されます。平日も休日もこの睡眠パターンは変わりません。

睡眠時間帯が望ましい時刻よりも遅れ、入眠困難や中途覚醒が認められることがあります。こうした状態が少なくとも3か月以上続いた場合に睡眠相後退症候群と診断されます。休日など自由なスケジュールで過ごせる時は、睡眠時間帯は遅れているものの、睡眠の量・質ともに十分な睡眠がとれます。

確定診断はアクチグラフィ検査を2週間行い、睡眠パターンを客観的に把握した上で行います。

原因は入眠時刻が2時、3時、4時とだんだん遅れていくことです。思春期の子どもに多く、特に最近は深夜までスマホを見ていたり、ゲームをしたりしていて就寝時刻が遅くなるケースが目立ちます。

深夜に寝て、親に朝起こされても、体温が上がっていないので起きられません。それが続いて、学校へ行けなくなることも少なくありません。

睡眠相後退症候群の有病率は、一般人口の0・17%、高校生では0・4%と推定されています。

単なる「夜型」と誤解されがちですが、睡眠相後退症候群の場合は、重要な仕事や試験など早めに起きなければならない場合でもまったく覚醒できません。無理に起床しても、午前中は強い眠気や集中力低下、倦怠感、頭重感などのために仕事や勉強が満足にできませんが、午後から夕方になると症状は消えます。

そのため、さらに就寝時刻も起床時刻も遅くなるという悪循環に陥ります。そして、学校や職場への遅刻を繰り返し、社会的な生活が障害されて、学校中退や退職に追い込まれることもあります。

長期休暇や夜のアルバイト、受験勉強などによって生活リズムが夜型化することが発症の誘因になりますが、健常者とは違って、睡眠相後退症候群が慢性化すると、生活を通常のパターンに戻すことが難しくなり、長期間の治療が必要になります。

うつ病や統合失調症などの例でも、引きこもりがちな生活から生体リズムが乱れ、睡眠相後退症候群に似た症状を起こすことがあります。

◆治療法

目標とする入眠時刻の5時間前にメラトニン受容体作動薬を服用します。それによって、後ろにずれた睡眠相が前に戻ります。

朝の光を浴び、朝食をしっかりと食べることも大切です。

早朝に2500〜3000ルクスの光を浴びる高照度光療法を行う場合もあります。これは、朝起きて30分程度、高照度の模擬自然光を網膜に効率よく照射する顔装着型の装置を使ったり、ブライトライトで光を照射する治療です。

早朝から午前中の深部体温の上昇時期に高照度の光を浴びると、メラトニンの分泌を抑制し、概日リズムを前進させる効果があります。

4 不規則睡眠・覚醒リズム障害

Irregular Sleep-Wake Rhythm Disorder

◆症例　40歳女性

中学・高校時代から夜更かしの習慣があり、朝4時頃に就寝し、7時頃に起床して登校していました。

高校3年生の時に、膠原病を発症。短大に進学しましたが、退学しました。

その後、デスクワークの仕事に就きましたが、膠原病が悪化したために、数回ほど転職したものの、最終的には退職を余儀なくされました。

それ以降、自宅で生活していますが、朝4時頃に就寝し、13時頃に起床する生活になっています。睡眠相を正常にしたいとの希望で当院を受診しました。

アクチグラフィ検査（57ページ参照）を施行。就寝時刻は19時から0時半頃で、起床は6時から18時と不規則な睡眠相パターンであり、不規則睡眠・覚醒リズム障害と診断しました。

光療法を開始するとともに、メラトニン製剤のラメルテオンを就寝1〜2時間前に服用するようにしました。

治療後は、就寝が0時、起床は8〜9時となり、規則的な睡眠相に改善しました。

◆症状・診断

その名の通り、睡眠・覚醒のリズムが昼夜を問わず不規則になります。1日の中で3回以上の睡眠・覚醒が不規則に出現します。いわゆる分割睡眠で、1回の睡眠時間の長さはまちまちです。1日の総睡眠量は正常です。

典型例は、日中にいつの間にか2〜3時間眠ってしまい、夜も数時間の睡眠後に目が覚めてしまい、しばらく起きているがまた明け方に眠ってしまうようなケースです。

夜間の不眠に伴い、日中の眠気、昼寝の増加が見られます。

アクチグラフィ検査を2週間施行して診断します。

◆治療法

まずは昼夜の区別をつけた規則正しい生活習慣を行うことが重要です。特に、日中の睡眠時間を減らすことが効果的です。

薬物療法としてはメラトニン受容体作動薬（ラメルテオン）が使われます。高照度光療法を併用することもあります。

脳の器質的障害がある例でも合併しやすく、その場合、治療は困難です。

5 非24時間睡眠・覚醒リズム障害 Non-24-hour Sleep-Wake Disorder

◆症例 32歳男性

高校卒業後、就職活動をしていましたが、仕事内容が難しくて試用期間で挫折してしまいました。

その後、自宅での引きこもり状態が続いていました。4年前から精神保健福祉センターに通院していますが、睡眠相が正常ではなく、その是正のために当院を紹介されて受診しました。

アクチグラフィ検査（57ページ参照）を行ったところ、就寝時刻が毎日少しずつ後退していることが明らかになり、非24時間睡眠・覚醒リズム障害と診断しました。

治療は薬物療法で、希望の就寝時刻の5時間前にメラトニン製剤のラメルテオンを、就寝前に非ベンゾジアゼピン系の超短時間作用型睡眠薬ゾルピデム10㎎を服用するように指示しました。

その結果、就寝時刻が規則正しくなったため、その後はラメルテオンは中止し、ゾルピデムを徐々に減らし、現在は1㎎になっています。0～1時に就寝し、朝7時頃には起きられるようになりました。

◆症状・診断

寝つく時刻と目の覚める時刻が毎日30～60分遅れていくのが、非24時間睡眠・覚醒リズム障害です。

毎日少しずつ睡眠・覚醒の周期がずれていくフリーランと呼ばれる現象が起こり、体内時計が24時間に適合できなくなります。

睡眠相後退症候群との違いは、このように毎日、寝る時間帯が遅れていくことです。症状としては、入眠困難と覚醒困難があり、日中の過度の眠気があります。24時間周期の睡眠・覚醒パターンを維持することができず、入眠時刻と覚醒時刻が徐々に遅れていきます。

こうした睡眠パターンが3か月続いた場合に、この病気と診断されます。確定診断はアクチグラフィ検査（2週間）で行います。

◆治療法

まずは生活習慣の是正に努める必要があります。特に、スマホなどの電子媒体を夜に使うことは避けなければなりません。

薬物療法としてはメラトニン受容体作動薬が使われます。高照度光療法を併用することもあります。

6 交代勤務者の睡眠障害 Shift Work Disorder

◆症例 53歳男性

4年前から夜間専門のタクシー運転手の仕事をしています。1か月前から、運転中に突然意識を失うような眠気が出現しました。この1か月間で、居眠り運転による追突事故を2回起こしています。

朝、帰宅後は入眠困難になっています。仕事中の眠気が続くため、当院を受診しました。睡眠ポリグラフ検査（60ページ参照）を行いましたが、無呼吸・低呼吸指数は1時間あたり0・5回で睡眠時無呼吸症は否定されました。臨床症状から、交代勤務による不眠症と診断しました。

帰宅時にはサングラスをして太陽の光を浴びないように指導し、就寝前に非ベンゾジアゼピン系の超短時間作用型睡眠薬エスゾピクロン2mgを服用しました。その後は6時間の睡眠がとれるようになり、運転中の眠気は改善しました。

◆症状・診断

夜勤などの交代勤務に従事した結果、不眠や日中の過度の眠気が起こります。総睡眠時間は減少します。

睡眠・覚醒している時間と生体リズムが合わず、身体が混乱して適応できなくなるために起こります。

交代勤務者、夜間勤務者は、深夜に働くために日中に仮眠をとらなければならなかったり、日勤と夜勤を交互に繰り返すことで、身体が時差ボケと同じような状態になります。

特に、深夜勤の場合、朝帰る時に光を浴びます。そのためにメラトニン分泌低下の影響で家に帰っても眠れません。

時差ボケは最終的には現地時刻に同調できますが、交代勤務者は常に勤務時間帯が変化するため、生体リズムの同調が難しくなります。

現在、日本の全就労人口の20％が交代勤務者であり、そのうちの80％が睡眠障害を訴えていると推計されています。睡眠障害の訴えは、夜勤と早朝勤務で高率に認められます。

症状は、睡眠・覚醒障害、心身症に似た症状、めまいや立ちくらみなどの自律神経症状、吐き気・下痢などの消化器症状など多岐にわたります。

診断にあたっては、症状が少なくとも3か月続くこと、睡眠・覚醒障害の出現や症状と勤務時間（交代勤務のスケジュール）の変化との間に関連があることを明らかにする必要があります。

2週間のアクチグラフィ検査（57ページ参照）を行って、障害された睡眠・覚醒パターンが示されれば確定診断となります。

夜勤後の睡眠障害は他の熟眠障害と間違われやすく、昼間の過度の眠気もナルコレプシーや睡眠時無呼吸症ではないことを明らかにする必要があります。

◆治療法

薬物療法としてメラトニン受容体作動薬（ラメルテオン）が使われます。高照度光療法が併用される場合もあります。

夜勤明けの通勤時にはサングラスをかけて眼に入る光の照度を落とす、家に帰ったら遮光カーテンで部屋を真っ暗にして眠るといった工夫も必要でしょう。

なお、交代勤務を行う場合、勤務シフトは日勤→夕勤→夜勤の方向が望ましいとされています。生体リズムを遅らせる方向のほうが身体は適応しやすいからです。

そして、可能であれば、夜勤を行った後は1、2日休んで、次はまた日勤から始めるという勤務パターンが望ましいでしょう。

第7章

睡眠は人間の活動に大きく影響する

睡眠は記憶や学習に関係している

本章では、睡眠障害から少し離れて、これまでの睡眠研究でわかったことをアットランダムに紹介したいと思います。

まず、さまざまな研究から、睡眠は記憶や学習にも関係していることがわかっています。最初に紹介するのは、手指の「タッピング」の課題を使った研究です。手指のタッピングとは、それぞれの指を決められた順序でできるだけ速く動かしてキーを叩く動作です。朝10時にトレーニングをして練習を繰り返した場合、夜10時にテストすると、結果はあまり変わりません。練習をしない場合も同様です。ところが、いずれの場合でも、ひと晩寝ると、翌日の成績が上がっているのです（次ページ図7－1）。

これは、眠っている間に記憶の固定処理が行われるためです。したがって、適切な睡眠は記憶や学習に重要です。勉強も同じで、睡眠を削って勉強するよりは、しっかりと眠ったほうが成績は良くなるのです。

これは睡眠時間と成績の関係を調べた調査でも明らかになっています。

図7-1　睡眠と記憶・学習に関する研究

トレーニング＝決められた順序でできるだけ速くキーを叩くタッピング課題

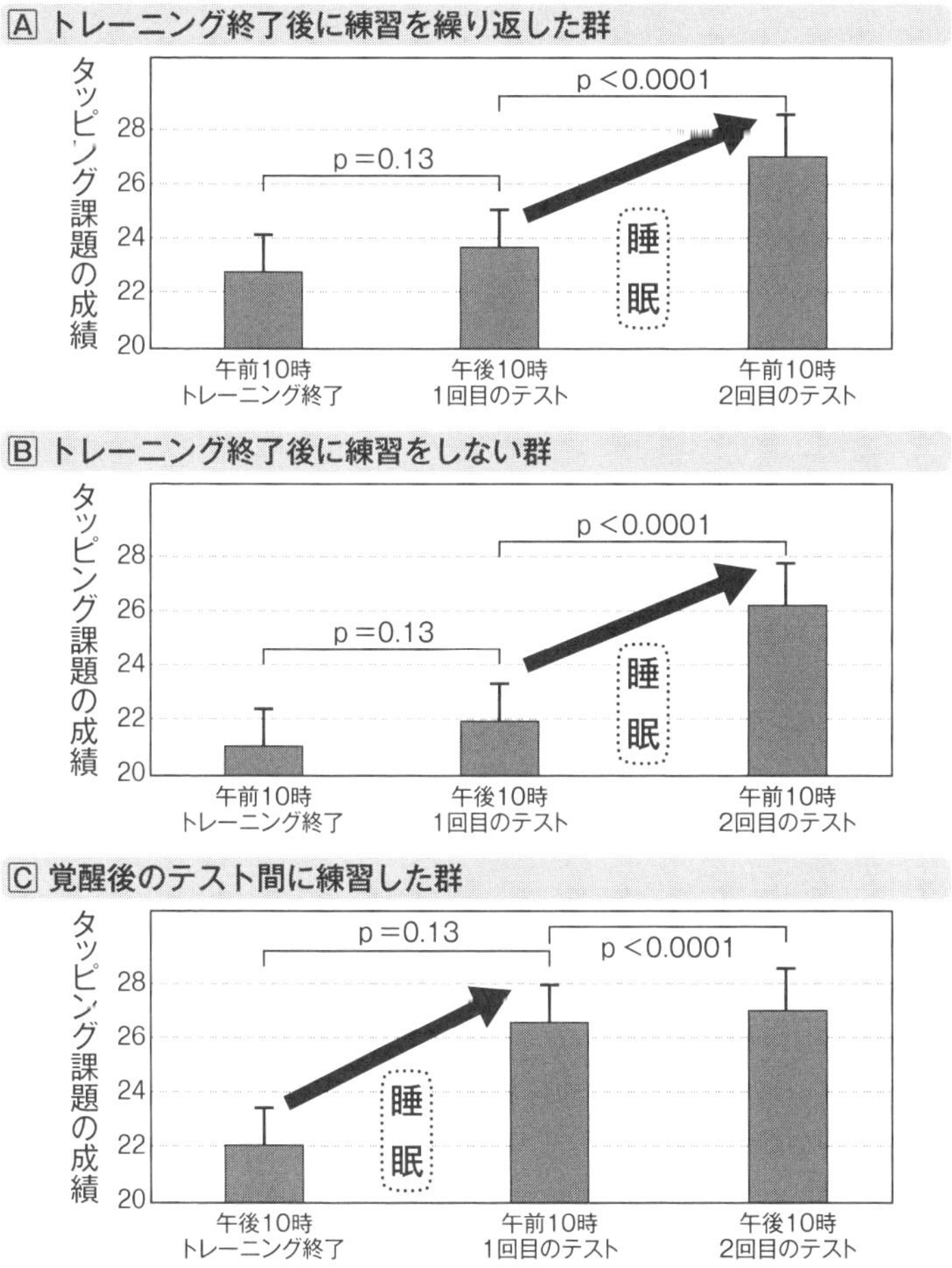

Walker MP, et al. Neuron 35:205, 2002

小学校5年生の睡眠時間とテストの平均点を見てみると、平均睡眠時間が7〜10時間の子が最も高得点で、7時間未満と10時間以上の睡眠時間の生徒の成績は悪くなっています（次ページ図7−2）。

また、平日の就寝時刻、休日の起床時間と学力偏差値の関係を見た調査研究では、早寝早起きの子どもほど成績が良いことが明らかになっています。

平日、夜9時に寝る子と夜11時に寝る子では、9時に寝る子のほうが偏差値は高くなっています。そして、休日の起床時刻が早い子のほうが偏差値は高くなっています。休日の起床時刻が早いということは、平日に十分な睡眠がとれていることを示しています。

睡眠不足がなぜ学習や記憶に影響を与えるのかと言うと、おそらく睡眠時間が短いと記憶の定着が低下するためではないかと考えられています。

受験勉強などで「徹夜」をした経験のある人も少なくないでしょう。徹夜で勉強したり仕事をしたりすると、「ああ、自分は頑張った」と気分が高揚したりします。

しかし、徹夜は脳の働きを悪くします。そのことを示す実験があります。

通常睡眠とひと晩徹夜した場合を比べると、徹夜した人では言語想起性（必要な言葉を思い出す能力）が低くなり、誤りの回答数が増えます（次ページ図7−3）。

図7-2 睡眠時間とテストの得点の関係（小学5年生）

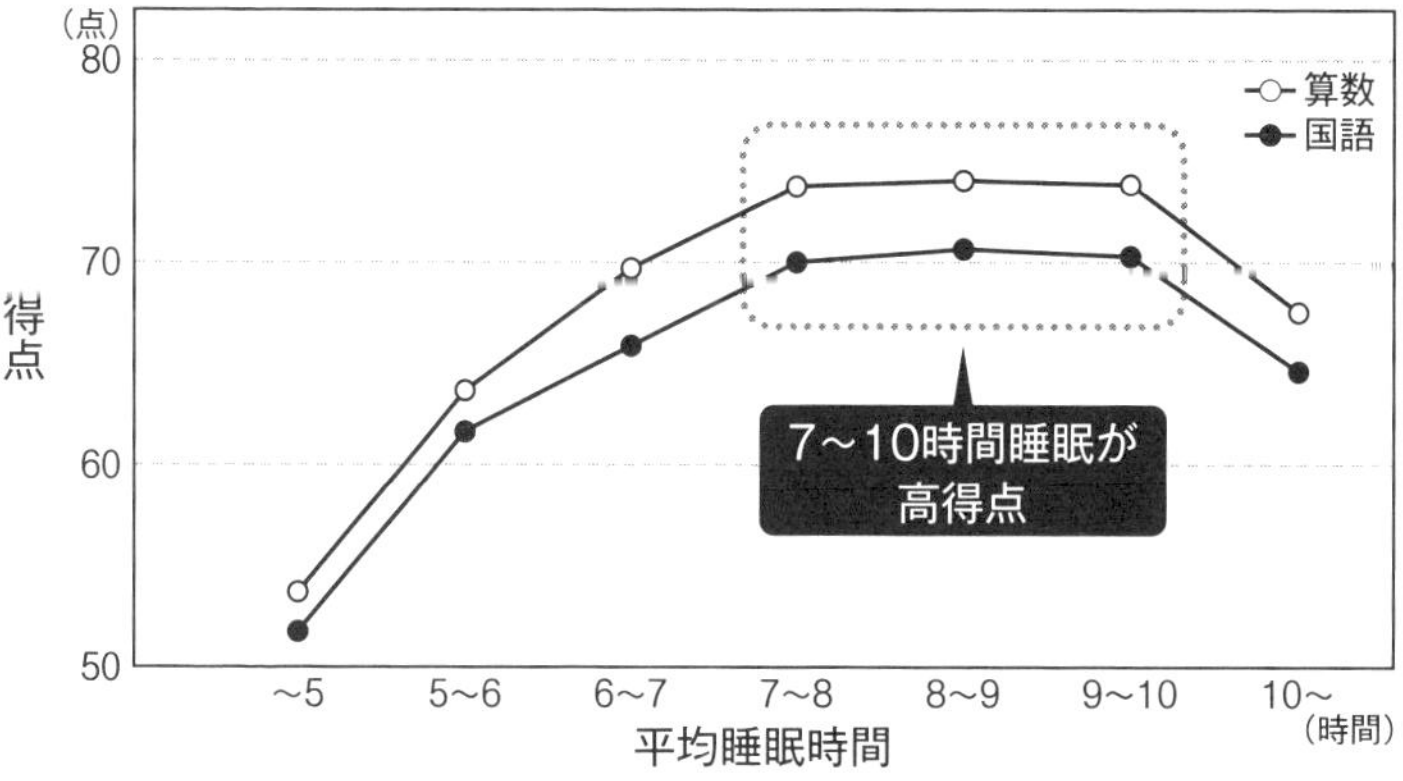

広島県教育委員会「平成17年度広島県『基礎・基本』定着状況調査」

図7-3 通常睡眠とひと晩徹夜の脳の働きの比較

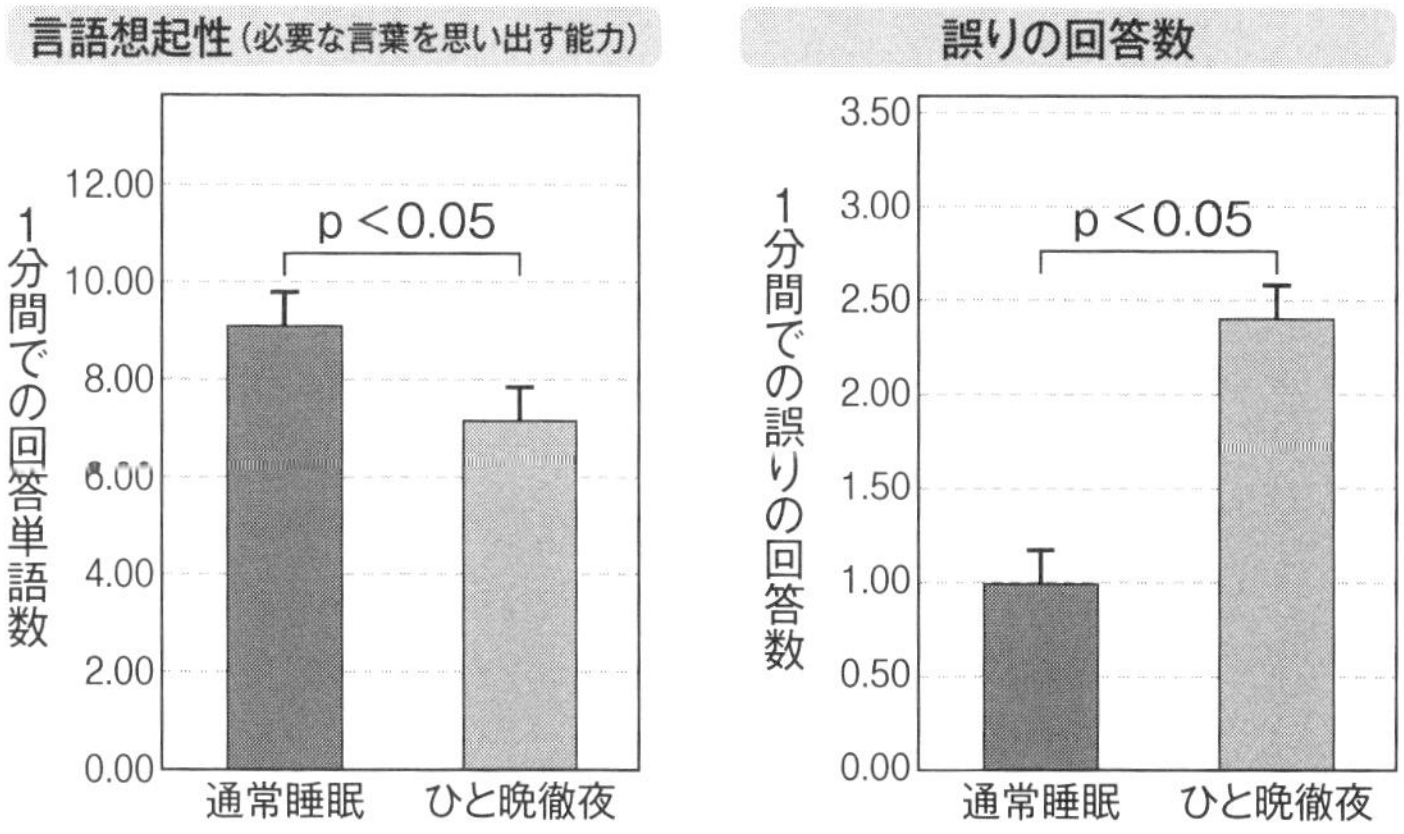

Harrison Y. and Horne JA. J Sleep Res 1998: 7; 95-100

睡眠はスポーツのパフォーマンスも向上させる

睡眠はスポーツのパフォーマンスにも良い影響を与えることがわかっています。

スタンフォード大学の男子バスケットボール選手11人を対象にした研究があります。普段の睡眠を6・7時間から8・5時間に延長したところ、282フィートダッシュ（エンドラインからハーフラインまでダッシュして、その後エンドラインまで戻り、さらに逆側のエンドラインまで行って戻ってくる）の時間が短くなるとともに、フリースローやスリーポイントシュートの成功率も高くなりました（次ページ図7－4）。

また、練習や試合中のやる気も上がってくるということで、睡眠時間を長くするとスポーツのパフォーマンスが上がります。

なお、ダッシュのスピードを毎日測定していると、6週間まではタイムが縮まります。つまり、慢性の睡眠不足が解消されて本来の能力が発揮されるまでには、6週間ほどかかるということです。

図7-4 睡眠時間とスポーツ能力の関係
（スタンフォード大学男子バスケットボール選手11名の研究）

A 睡眠延長によるパフォーマンスの変化

測定項目	普段の睡眠 6.7時間	睡眠延長 8.5時間
282フィートダッシュ*（85m）	16.2秒 →	15.5秒
フリースロー（10回中）	7.9回 →	8.8回
3ポイントシュート（15回中）	10.2回 →	11.6回
練習中のやる気（10点満点）	6.9 →	8.8
試合中のやる気（10点満点）	7.8 →	8.8

＊エンドラインからハーフラインまでダッシュして、その後エンドラインまで戻り、さらに逆側のエンドラインまで行って戻ってくる

B ダッシュのスピードの変化

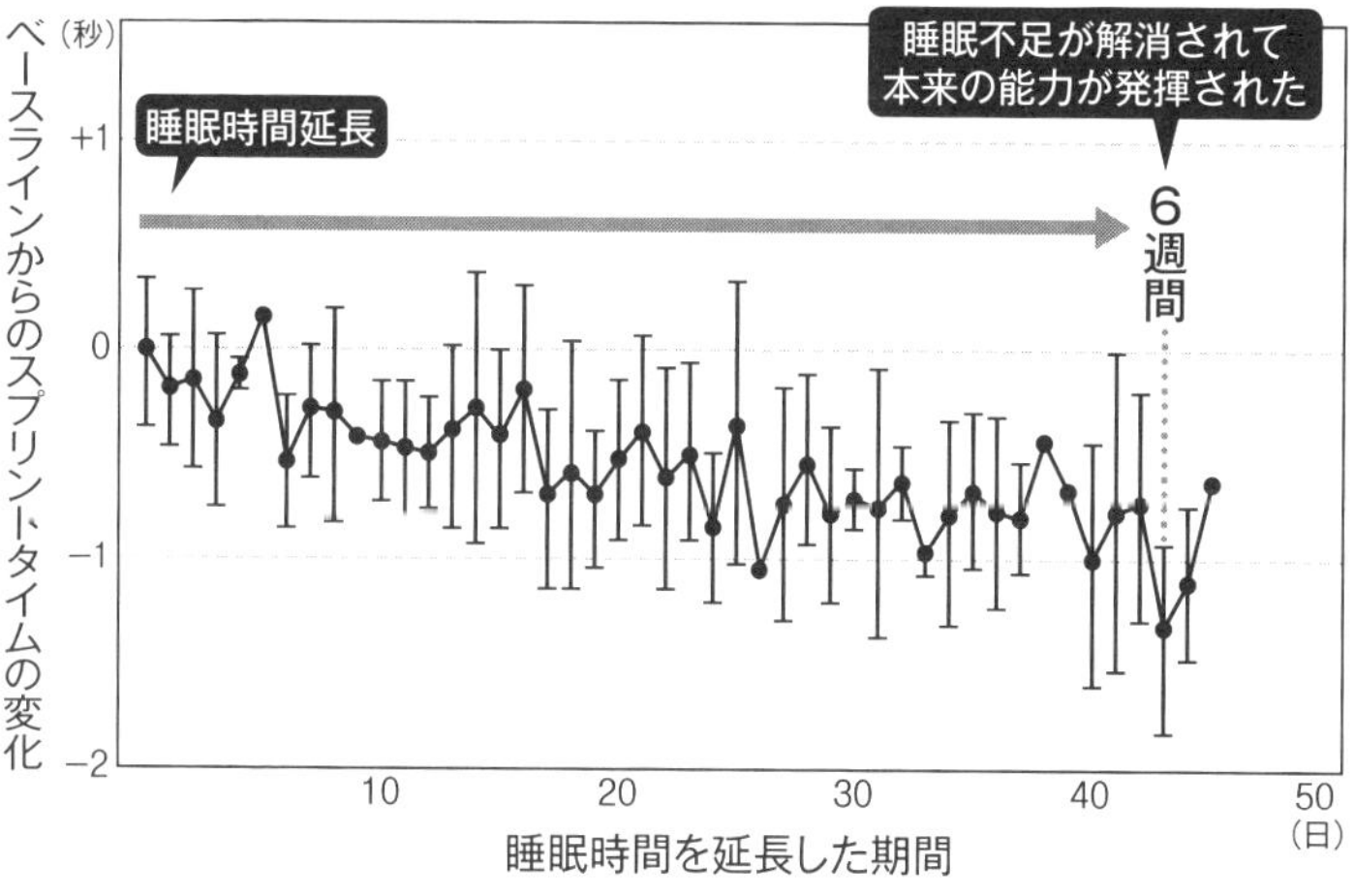

Mah CD, et al. Sleep 2011; 34: 943-950

短い昼寝が勉強や仕事の能率を上げる

日本の高校生は居眠りが多いという研究もあります。国立青少年教育振興機構が2017年に、日本、米国、中国、韓国4か国の高校生を対象に調査したところ、「授業中、居眠りをする」と答えたのは、米国3・8%、中国3・3%、韓国8・4%に対して、日本は15・0%でした。

日本の高校生は慢性的な睡眠不足に陥っていると考えられます。

2005年に久留米大学の内村教授の指導で、福岡の明善高校では昼寝タイムが設けられました。昼食後に10分程度の昼寝をするのです。その結果、センター試験や大学入試の成績が上がったそうです。

昼寝は睡眠不足を解消して、昼間の能率を上げるために効果的な方法です。子どもに限らず、ビジネスマンなど大人にもお勧めしたいところです。

ただし、昼寝は15~20分くらいにとどめましょう。そのくらいの時間の浅い睡眠で起きるのが良いのです。1時間も寝てしまうと、睡眠が深くなって起きられなくなります。

昼食を食べた後にコーヒーを飲んで、15分から20分くらい眠りましょう。それで気分が良くなり、午後からの仕事の効率が上がります。

また、2017年には、学校の始業時間を少し遅らせることで、10歳代の若者の睡眠と集中力が改善するという香港からの報告がありました。

香港の2つの高校で、始業時間を15分遅らせた群（617人）と遅らせなかった群（556人）に関して、睡眠・覚醒パターン、昼間の眠気、精神的・行動的問題について5か月後に評価しました。

その結果、始業時間を遅らせた群では、就床時間が10分長くなり、居眠りが減り、遅刻も減少しました。また、精神状態が健康になり、社会的行動や学生仲間との関係性も向上しました。

近年、学校の始業時間を遅らせることは、思春期の睡眠と健康を改善させる効果的な方法だと考えられています。シンガポールのデータでも、始業時間を45分遅らせることで、睡眠時間、昼間の眠気、精神的安定性が改善することが明らかになっています。

このように、始業時間を遅らせることで睡眠時間が増加したという研究がこれまで世界的に8つほどあります。

お酒を飲むと眠れなくなる

眠れないからと、「寝酒」を飲む人も少なくないと思います。

たしかに、アルコールを飲むと最初は眠くなります。それはアルコールによって脳細胞が麻痺するからです。

しかし、経験のある人もいると思いますが、夜中に目が覚めてしまうことが少なくありません。

アルコールは中途覚醒を引き起こします。

そのメカニズムは大きく2つあります。

1つは、エチルアルコールが代謝されるとアセドアルデヒドという有害物質ができますが、このアセトアルデヒドには脳を覚醒させる作用があります。そのために中途覚醒が起こります。

もう1つはアデノシンという睡眠物質が関連しています。私たちが眠っている間にアデノシンからアデノシン三リン酸という物質がつくられ、これが目覚めてからの活動のエネルギー源になります。

アデノシンは細胞のエネルギー源の燃えカスとも言うことができます。昼間懸命に頭を働かせると、アデノシンが脳にたくさんたまって熟睡できるのです。

コーヒーなどのカフェインを摂取すると眠気が少なくなりますが、これはアデノシンの受容体にカフェインがくっついてアデノシンが働かなくなるからです。

一方、アルコールに関しては、飲酒によって、受動拡散型ヌクレオシドトランスポーター1（Equilibrative Nucleoside Transporter 1：ENT）の発現が低下し、そのためにアデノシンが脳の細胞に入らなくなって睡眠を安定できなくなるのです。そのことによって中途覚醒するということが、ラットの実験でわかっています。

睡眠薬代わりにアルコールを飲む歴史はかなり古くからあり、紀元前からそうした記録があります。しかし、近年の研究によって、それが大きな間違いであることが明らかになっています。

お酒より睡眠不足での運転のほうが怖い

睡眠障害は、時に深刻な事故や事件を引き起こしてしまいます。

最近の介護者による殺人事件では、45％の人が不眠で心身ともに疲れ果てているために、正常な判断ができなくなってしまうことが原因だと考えられています。

私が特に深刻な問題だと考えているのは、睡眠不足による交通事故です。

最近、飲酒による交通事故・運輸事故がメディアなどでクローズアップされていますが、飲酒よりも睡眠不足による運転のほうが実は危険なのです。

次ページの図7－5のグラフは、前夜の睡眠時間と反復睡眠潜時検査（62ページ参照）の結果を示しています。前夜の睡眠時間が短いほど、短時間で入眠することがわかります。

その下にある図7－6のグラフは、前夜の睡眠時間とアルコール摂取の影響を比べたものです。8時間睡眠をとった後に8時半から9時までに日本酒として1合、2合、3合に相当するアルコールを摂取してもらいました。すると、アルコールの摂取量が増えるほど、入眠までの時間は短くなります。つまり、それだけ眠気が強くなるということです。

図7-5　睡眠時間と日中の眠気の関係
（反復睡眠潜時検査：MSLTによる研究）

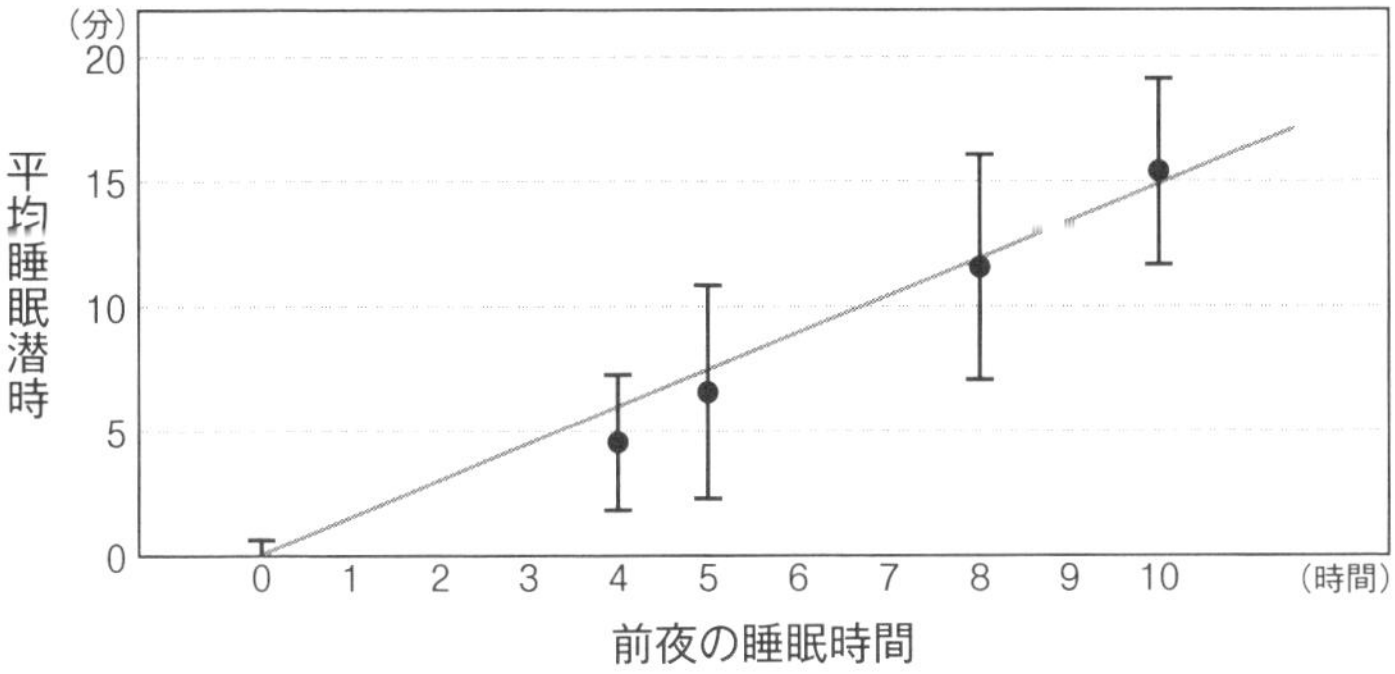

Carskadon MA and Dement WC Sleep 1982; 5: s73-81

図7-6　睡眠不足と血中アルコール濃度の関係
（反復睡眠潜時検査：MSLTによる研究）

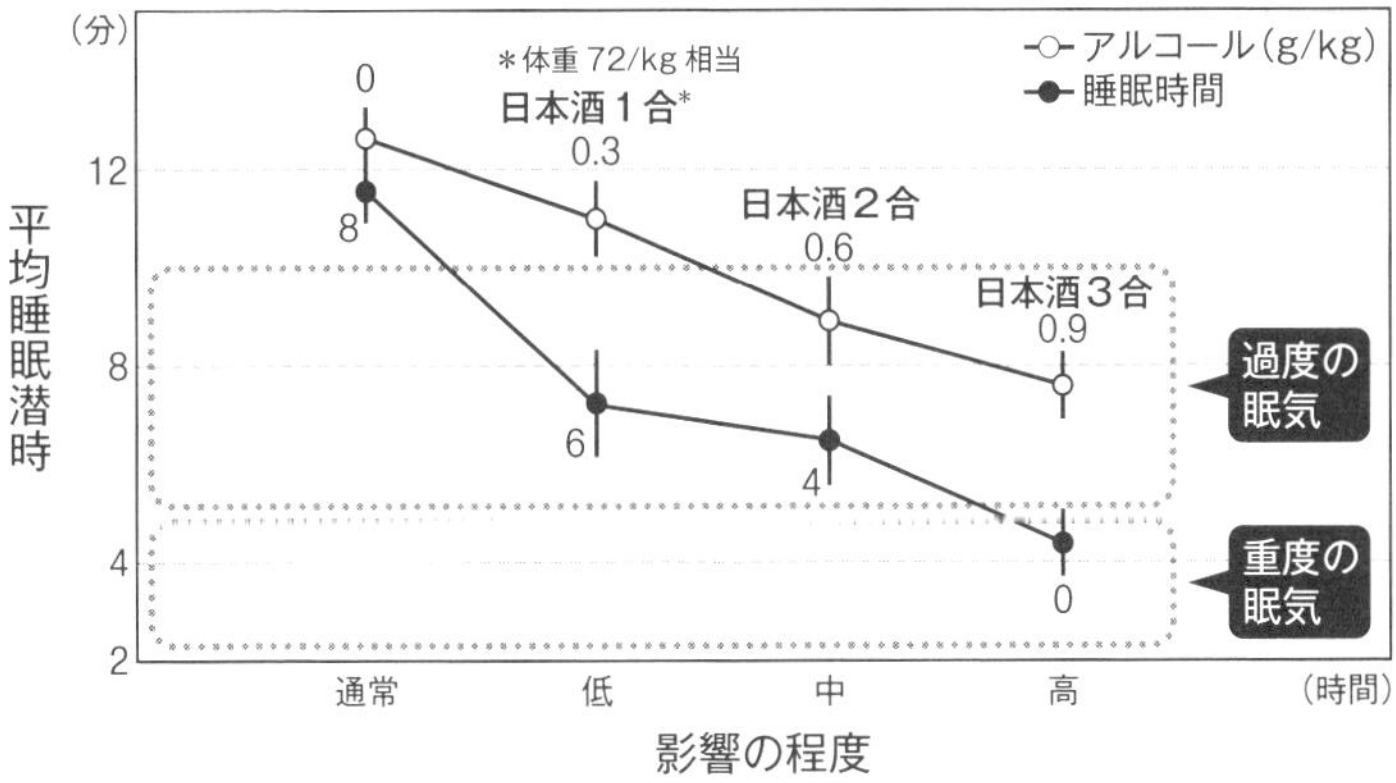

アルコールは、８時間睡眠をとった後の午前8：30〜9：00に、
それぞれの量を摂取し、その後に５回のＭＳＬＴを施行した。

Roehrs, T. et al. Sleep 2003: 26: 981-985

しかし、アルコールをとらなくても、睡眠時間を8時間から6時間に減らすと、日本酒3合を飲んだのと同じ程度の眠気が起こるわけです。

こうした状態で車を運転するのがどれほど怖いことかは、少し考えればわかるでしょう。アメリカ自動車協会（AAA＝アメリカ版JAF）が6800件の交通事故のデータを精査したところ、4時間以下の睡眠の人では通常の睡眠をとっている人の15倍事故を起こしやすいことが明らかになりました。

飲酒運転を取り締まるのはもちろん重要ですが、私はそれ以上に睡眠不足による運転を何とか減らすべきだと考えています。

夢にはさまざまな効用がある

私たちは眠っている間に夢を見ます。

MRI（核磁気共鳴画像）で観察すると、急速眼球運動が起こっているレム睡眠時には後頭部の脳の視覚に関する場所（視覚野）が活動していることがわかります。それが夢を見ている状態です。映画館で1人で映画を見ているようなものです。しかし、起きている時に真っ暗な部屋で眼球を動かしても、この部位は活動しません。

では、人はなぜ夢を見るのでしょうか？

昔から、多くの研究者が夢の機能や内容にどんな意味があるのかを考えてきました。たとえば、フロイトは夢には隠された意味があり、それは「セックス」と「暴力」に結びつくと考えました。現在ではこの考え方は間違いであることが実験結果で支持されています。しかし、２００６年の意識の科学会議では「夢を見ている時には情動やイメージと関連する部位が活性化する」と報告され、フロイトの夢理論は捨て去るべきではないとの意見が大勢を占めました。

いずれにしても、夢の内容は本人にしかわかりませんし、多くの場合、記憶もすぐに消えてしまいます。ですから、科学的な研究の対象にすることは困難でした。

１９５３年に睡眠中の急速眼球運動が発見され、近年では脳活動からの夢の解読が試みられています。脳の活動パターンを符号化して解読することにより、刺激や運動の状態、心的内容の予測を行うのです。

私たちがなぜ夢を見るのかは未だ明確にはわかっていません。ただ、ひとつには現実のストレスやトラウマなどを、夢を見ることで軽減しているのではないかと言われています。

日常生活のストレスやマイナスの感情を繰り返して和らげるために、夢が重要な活動をしているというわけです。

しかし、それだけでは説明のつかない現象も少なくありません。

創造的な思考が必要な問題を与えられた時に、1時間横になって眠り、その時に夢を見た人では問題解決能力が高くなっていたという実験があります。

また、時に夢は創造性に富んだものをつくり出す上で非常に重要な役割を果たします。

『宝島』を書いたスティーブンソンという作家は、善人が薬を飲んだら悪人に変わった夢を見たことから、『ジキル博士とハイド氏』という小説を書きました。

ドイツの有機学者ケクレは、とぐろを巻いた蛇の夢を見て、ベンゼン環という炭素原子の正六角形構造を思いついたそうです。

元素周期表をつくったメンデレーエフは、キャラクターの似た元素を並べると周期表になるということを夢に見ました。

ビートルズの『イエスタデイ』という曲は、ポール・マッカートニーが夢の中で聞いたメロディによってできました。誰かのカバー曲かと考え、起きてから周囲の人に聞かせてみましたが、全員「初めて聞いた曲だ」というので、父親が亡くなった時に書いた歌詞をつけて『イエスタデイ』が生まれたそうです。

私はかつて研究に従事していました。研究をしていると、いつも同じことを繰り返し考えています。ある時、夢の中で「こうすればいいんだ」という実験の手順についてヒントを得たことがあります。夢の効用です。

私たちが目などから得た情報は、脳の前頭前野というところにインデックスとなって入っていますが、寝ている間に昔のインデックスと昨日の記憶が突然結びついて、普通では考えられない組み合わせが夢に出てきたりします。

脳の中にはいろいろな情報が入っていて、それが何かのきっかけで不意に夢となって出てくる。夢というのはなかなか面白いものです。決して悪いものではありません。

おわりに

日本人には昔から、睡眠を削ってでも仕事をしたり勉強したりするのが美徳だという風潮があります。しかし、睡眠学が進歩して、睡眠の意義や役割などが科学的に明らかになってくるにつれ、こうした考え方はだいぶ少なくなってきました。

繰り返しになりますが、睡眠というのは単に身体や脳が活動を停止する時間ではありません。昼間の生活に重要な影響を及ぼす適応行動です。

良い人生を過ごすためには、良い睡眠をとることが重要です。人生で成功する人は例外なく、しっかりとした睡眠をとっています。

私が高校生の頃には「四当五落」と言われ、睡眠時間が4時間なら大学に合格するけれども、5時間眠っていたら落ちると言われていました。大きな誤解です。正しくは「8当6落」でしょう。8時間眠った人は合格するが、6時間睡眠では落ちるのです。寝る子は育つし、頭も良くなるのです。

最近は労働時間短縮が推進されて働く時間は短くなりましたが、スマホやゲームなどのために睡眠時間が削られています。

２０１６年に行われた大阪府淀川区の小中学校の睡眠実態調査では、ＳＮＳ利用のためのスマホの操作時間の長い子どもほど、睡眠時間が短くなっていることがデータとして明らかになっています。

子どもたちをはじめ、日本人の慢性的な睡眠不足の元凶はスマホやゲーム、24時間営業の店舗など、夜も眠らない都市型の生活環境にあると言ってもいいでしょう。

現在の子どもたちにとって、最も足りないのはまさに「睡眠」なのです。

最近は、高校でも昼寝の時間をとったり、企業でも昼寝タイムを設けたりしているところが増えてきて、少しずつ睡眠の重要性が認識されてきています。

文化の進んでいる国・地域ほど睡眠の重要性を知っており、昼寝の時間をとっています。スペインなど南ヨーロッパにはシエスタという昼寝の習慣がありますし、睡眠をたっぷりとって生活の質を上げようという考え方があります。

いまや日本人にとって国民病とさえ言ってもいい「睡眠障害」に、ぜひもっと真剣に向き合っていただきたいと思います。そのためには、システマティックに睡眠医学を実践する医療機関も増えていかなければなりません。

睡眠は、他のどんな方法よりも効果の高い究極の健康法です。人生を豊かにするために、まず取り組むべきは、あなた自身の「睡眠改革」です。

そのことを強調して筆を擱き、私自身の良き人生のために、今宵もそろそろ夢の中へ向かいます。

2019年8月

山口 祐司

専門医《せんもんい》が教《おし》える 症状《しょうじょう》から見《み》た睡眠障害《すいみんしょうがい》の診断《しんだん》と治療《ちりょう》

2019年9月18日　初版第1刷

著　者————山口祐司《やまぐちゆうじ》

発行者————坂本桂一

発行所————現代書林
〒162-0053　東京都新宿区原町3-61　桂ビル
TEL／代表　03(3205)8384
振替00140-7-42905
http://www.gendaishorin.co.jp/

ブックデザイン————藤田美咲

図　版————株式会社ウエイド

写真(カバー＋扉)————venusangel / PIXTA

印刷・製本　㈱シナノパブリッシングプレス
乱丁・落丁本はお取り替えいたします。

定価はカバーに
表示してあります。

ISBN978-4-7745-1800-8 C0047